JN064447

「医療事故」実務入門

―患者側弁護士の視点から―

医療問題弁護団 編

司法協会

はしがき

医療問題弁護団は、1977（昭和52）年９月に設立され、現在、47年目を迎えています。その間、「医療事故被害者の救済及び医療事故の再発防止のための諸活動を行い、これらの活動を通して医療における患者の権利を確立し、安全で良質な医療を実現すること」（医療問題弁護団規約第３条）を目的として、様々な活動を行ってきました。

本書は、医療問題弁護団に所属する弁護士が、患者側代理人として多くの医療事故案件を扱ってきた経験や知識を結集して、初めて医療事故案件を扱う若手弁護士にも、患者側弁護士としてどのような活動をすべきか理解していただくため、共同で執筆した「指南書」です。手続や裁判例などの基本情報だけではなく、実務的なノウハウも紹介していますので、是非、参考にしていただきたいと思います。

ところで、先に紹介した医療問題弁護団の目的にもあるとおり、医療問題に取り組む際には、①医療事故被害者の救済のみならず、②医療事故の再発防止と、③医療における患者の権利の確立と安全で良質な医療の実現も、重要な視点となります。このことは、個別の事件処理においても例外ではありません。事件処理にあたる患者側代理人は、被害救済（損害賠償）を勝ち取るスキルを身につけるだけではなく、その活動を医療事故の再発防止と安全で良質な医療の実現につなげようとするマインドも身につけて、考え、行動をすることが重要となります。それが「やりがい」にも繋がっていきます。

そのため、本書は、「患者側代理人としてどのように考え、どのように対応するべきか。」という視点で執筆されています。

本書を手にした１人でも多くの若手弁護士が、患者側弁護士として、ともに医療問題に取り組むことを、願ってやみません。

2024年１月

医療問題弁護団代表　弁護士　安　原　幸　彦

■目　次■

第Ⅰ章　総論

第Ⅱ章　相談

第Ⅲ章　調査

第Ⅳ章　民事責任追及

第Ⅵ章　補償と再発防止のための制度

凡　例

1　法令名の略語

刑訴法	刑事訴訟法
個人情報保護法	個人情報の保護に関する法律
自賠法施行令	自動車損害賠償保障法施行令
非訟法	非訟事件手続法
保助看法	保健師助産師看護師法
民訴規則	民事訴訟規則
民訴法	民事訴訟法
民調法	民事調停法
療担規則	保険医療機関及び保険医療養担当規則

2　判例集の略語

民集	最高裁判所民事判例集
集民	最高裁判所裁判集民事
判時	判例時報
判タ	判例タイムズ

第Ⅰ章　総論

第１　医療事件の特徴

医療事件は、医療行為に関連して身体被害や死亡等の結果が生じた事件をいう。

その特徴として、まず、身体被害が生じている患者や死亡した患者の遺族という心身に苦痛を抱えた方から相談・依頼を受ける事件であるということが重要である。そして、同じ身体被害でも、交通事故と異なり、病気や怪我を治療してもらおうと思って医療機関にかかったにもかかわらず、身体被害や死亡等の悪い結果が生じたことになるので、医療機関・医師への信頼が裏切られたという思い、怒り、悲しみ、不信感など様々な感情を持っている方もいる。このような事件であることを常に心に留めておく必要がある。

また、医療事件は、その性質上、医療行為についての知識が必要になる。我々弁護士は、基本的に、医学の知識に欠けるため、医学文献等を収集して、その案件に必要な医学の知見を取得しなければならない。また、専門医に協力を求め、具体的な案件についての見解を聞くことが必要となることも多い。医療機関側の代理人であれば、依頼者本人や依頼者側の関係者から様々な情報を得られるが、患者側代理人には、自ら調べていく姿勢が要求されることになる。

さらに、証拠が医療機関に偏在しており、証拠へのアクセスという点では、患者側が不利であることも医療事件の一つの特徴である。ただ、診療記録については、現在は、任意開示の制度も確立してきているが、証拠保全を利用する場合もある。

最高裁判所が「医事関係訴訟事件」の統計を公表しているが、それによると、新受件数は、統計のさかのぼれる平成11年で678件であったのが、平成16年には1,110件まで増加し、その後に少し減少し、ここ10年は700件台から800件台で推移している（令和３年は758件）。また、平均審理期間は、平成11年で34.5か月であったところ、平成25年に22.6か月まで短縮され、令和３年は26.7か月となっている。
（https://www.courts.go.jp/saikosai/vc-files/saikosai/2022/220701-iji-toukei1-heikinshinrikikan.pdf）

第２　医療事件の流れ

一般の民事事件においては、依頼者から事実関係を聴取し、証拠を検討した後は、まず、相手方に通知をして交渉を開始するという流れになることも多いが、医療事件では、そのようにいかないことが通常である。

まず、相談の時点で、依頼者の手元には、診療記録がないことが多い。その場合、依頼者の話や手元にある資料だけでは、医療事件として受任すべきかどうかの判断すらできない。

そこで、任意開示又は証拠保全により、診療記録を入手する必要がある（第Ⅲ章第2-2(1)）。

そして、それと並行して、関連する医学文献、診療ガイドライン、薬剤の添付文書等を収集するなどして（第Ⅲ章第2-2(2)～(4)）、医学的知見を得ておき、診療記録が入手できたら、これを検討することになる。その上で、専門的な臨床経験や医学的知見を有する第三者の医師（協力医）を探し、診療記録を整理して、自らの調査では不明な点を中心に、見解を求める（第Ⅲ章第2-4）。また、その案件と同様の裁判例があるかどうか、事案の検討のために参考となる裁判例を調査する（第Ⅲ章第2-5）。さらに、場合によっては、相手方医療機関に説明を求める場合もある（第Ⅲ章第2-6）。

医療事件においては、このように、交渉等に先立ち、上記のような調査をして、医療機関に対する責任追及が可能であるかどうかを検討するという段階を経る必要があることが多く、その調査の段階でいったん受任することを「調査受任」という。

調査の結果、医療機関に法的責任があると判断されることになった場合、示談交渉を行うことになる（第Ⅳ章第2-2）。

示談交渉で解決しない場合には、何らかの法的手続を取ることになろうが、民事調停・訴訟以外に、医療ADRという方法もある（第Ⅳ章第2-3）。

また、民事責任の追及だけではなく、刑事責任・行政責任を検討すべき事案もあろう（第Ⅲ章第2-7⑷）。

なお、医療事件は、調査で終了する事案であれ、示談交渉や医療ADR、法的手続などによる民事責任追及まで行う事案であれ、医療事件の経験が全くない弁護士や、経験はあるものの少ない弁護士が単独で取り扱うのは非常に困難である。そのため、可能であれば、それなりに医療事件の経験がある弁護士と共同受任することが望ましい。仮に、共同受任を依頼するのが難しい場合も、要所要所で、経験のある弁護士に相談をしながら事件処理を進めることが必要であろう。

第3　患者側代理人から見た医療事件の意義と目的

医療事件を受任することは、もちろん、民事的な賠償を求めることになろうが、たとえそれが困難な場合でも、当初は分からなかった事実が解明されることは、それ自体、依頼者にとって重要であることも多い。

示談や和解を通じて、損害賠償に加えて、医療機関が依頼者に謝罪をすることや再発防止を約束することもある。それにより、依頼者に、単なる被害救済を超えて、弁護士に依頼して事件を解決した意味を見いだしてもらえることもある。

患者側代理人としては、医療事件の依頼を受けたときには、単純に損害賠償事件と捉えるのではなく、依頼者がどのような望みを持っているのかを意識して、それを実現するような解決を目指す必要がある。

そして、これは、裏を返せば、医療機関にとっても、医療行為のあり方を再点検し、再発防止のための制度を確立していく助けにもなろう。

個別の被害救済を通じて、すべての人が基本的権利として有する「健康を回復・維持または増進するため、医療従事者の助言・協力を得て、自らの意思と選択のもとに、最善の医療を受ける」権利（「患者の権利宣言案」・患者の権利宣言全国起草委員会）を確立することに寄与する活動となる。

これが患者側代理人にとって医療事件を受任する重要な意義であると考えられる。

（第Ⅰ章／弁護士　花垣存彦）

第Ⅱ章　相談

第１　相談の際の心構え―一般相談との違い―

医療事件の相談者は、身体被害が生じている患者や死亡した患者の遺族であって、表面上は現れていないにしても、心身に苦痛を抱えている可能性があることを頭に入れておかなければならない。

相談を受ける際には、苦痛や後遺障害に苦しんだり身近な方を失ったりしている状況をよく理解し、一般的な民事事件にもまして、相談者・依頼者に寄り添って、親身に話を聞き、丁寧な説明を心がける必要がある。弁護士としては、事実関係を把握することに気持ちが向きがちで、それと関わりのない依頼者の心情や事実評価（思い込みであると受け取られることも多い。）を遮りたい誘惑に駆られることもあるが、忍耐強く聞く姿勢が求められる。

また、相談者の願いが単に損害賠償を求めることではないことも、少なくない。現実的にできることは損害賠償請求であるにしても、謝罪してもらいたい、二度と同じような被害を起こしてほしくない、刑事処罰を受けさせたい、免許をはく奪したいなど、まずは、相談者の願いを傾聴することがとても大切である。

その上で、多くの場合は損害賠償請求という形を取らざるを得ないということをよく説明して、理解してもらう必要がある。

そして、相談者の願いが何らかの形で実現するように、示談や和解の際には努力していくべきであろう。

第２　何を聞き取るか

１　相談の前の準備

相談の前に、相談者から、一定の情報を得ておくことができれば、事前準備をすることができ、充実した相談にすることが可能である。

事前に情報を得ておくべき項目としては、次のような点が考えられる。

ア　医療機関（名称、診療科、担当医師）

イ　診療期間

ウ　受診理由

エ　被害内容

オ　診療経過（時系列で）

カ　既往症の有無と傷病名

キ　医療被害発生の原因と考えていること

ク　医療被害発生後の医療機関の説明の有無とその内容

ケ　医療事故調査の実施の有無と報告書の内容

コ　その後の他の医療機関の受診の有無と同医療機関の説明内容

相談者から上記のような情報が得られれば、相談前に、インターネットや図書館で、疾患や治療法等についての一般的な医学知識を得ておく、判例検索をして類似の裁判例を調査しておく等の事前準備をする。

また、相談の際には、手元にある資料を持参するよう依頼しておくことも必要である。手元には、診断書、検査結果票、領収書、手術の説明書等があることがあるし、既に診療記録や画像を取得している相談者もいる。

2　聴取内容

実際の相談においても、上記の各点について、丁寧に聞き取る必要がある。

この点、事前にメモを送っておいてもらった場合であっても、相談者は、重要な点を書き漏らしていることが少なくないので、時系列に沿って、もう一度、具体的に話を聞くことで、新たな事実が聞き取れることがある。

相談者は、客観的な事実に自分なりの評価を織り交ぜて話すことも多いので（これは医療事件に限ったものではないが）、これらを区別して聞き取る必要がある。ただ、評価を話す中で、相談者自身の気持ちが出てくるので、「事実だけ話してください」などと言わずに、じっくり話を聞きながら、自分の中で区別するようにするほうが良いと思われる。

相談者の中には、診療記録を持参する相談者もいる。限られた相談時間内で診療記録まで詳細に検討することは到底不可能であるが、依頼者の話を聞きながら、重要部分は参照するなど、時間の許す範囲内で、診療記録を手にとって検討する姿勢も、依頼者の信頼を得るためには必要である。

第３　相談における説明

相談者の話をよく聞いた上で、相談者が必要とする情報を伝えることになるが、まずは、「医療過誤」についての説明が必要であろう。

医療行為によって望まない身体被害が生じたからといって、必ずしも「医療過誤」といえるわけではなく、医療機関に過失、すなわちミスがない場合にも、残念な結果となることもあることは、よく説明して理解してもらわなければならない。

そして、医療機関に損害賠償責任が認められるためには、過失、因果関係、損害が必要であることや、これらの概念について、わかりやすく説明する必要がある。

その上で、医療事件の流れに沿って、調査をし、それを踏まえて、示談交渉をすることや、さらに、医療ADR・調停・訴訟等の手続について、時間や費用を含めて説明する。

そのような一般論の説明も、医療事件においてはとても重要である。

そして、具体的に、相談を受けた事件について、聴取内容や資料に基づき、見通し等の意見を述べることになる。

第4　調査受任の判断と注意点

1　判断の基準と考慮要素

相談を受けた事件について、調査受任に進むべきかどうかの判断基準は、基本的には、医療機関に対する責任追及が困難ないし不可能であるといわざるを得ない事案かどうかである。

既に時効にかかっているとか、明らかに過失や因果関係がないといわざるを得ない場合や、これらの立証が困難である場合などは、依頼者に期待を持たせたり、調査のための費用の負担をさせたりすることは適切でないので、調査受任は断るべきであろう。ただ、その場合には、特に丁寧に、なぜ受任を断るのかを説明しなければならない。

責任追及が可能かどうか迷うような事案では、調査受任をするかどうか非常に迷うことも少なくない。

結果の重大性、すなわち、死亡事案なのか、重大な後遺障害がある事案なのか、既に治癒している事案なのかによっても、調査をすべきかどうかは変わってくる。

重大な結果が生じた事案であれば、調査の結果、医療機関の責任追及が困難であるという報告をすることになったとしても、誠実に調査をして、なぜ悪い結果が生じてしまったのかという事実が解明できただけでも、依頼者は納得することもある。

他方、比較的軽微な事案であれば、調査に要する弁護士費用や実費の負担が大きすぎるので、調査を勧めるのが不適切なこともあろう。

弁護士としての見通しを示し、調査受任の内容や費用を説明した上で、責任追及が困難であるという報告をせざるを得ない可能性があることを理解してもらい、最終的には、依頼者に調査を委任するかどうか判断してもらうことになる。

２　依頼者へ説明すべき内容

調査受任に当たっては、まず、調査の内容を説明しなければならない。

具体的には、診療記録を入手してこれを検討すること、医学文献や判例を調査・研究すること、協力医の意見を調査すること、場合によっては医療機関に説明会の開催を求めることなど、調査受任をした際に、弁護士がする仕事の内容を説明する。

そして、まずは調査についてのみ受任することになり、訴訟・示談交渉などの責任追及手続は含まれないこと、医療機関に対して責任追及手続をとる場合は、次の段階として、別途、委任契約を締結することになり、別途費用が必要になることもよく理解してもらう必要がある。

さらに、調査の結果、医療機関に責任があると考えられるという報告をすることもあれば、医療機関に責任追及が困難であるという結果を報告することもあること、その場合にも、調査費用を返還することはできないことを十分説明して、理解を得ることも必要である。

調査に要する弁護士費用・実費の説明が不可欠であることはいうまでもないが、特に、実費については、診療記録の開示の費用、医学文献の収集費用、協力医への謝礼等はそれなりの金額になることも少なくないので、できるだけ具体的に明示する。

３　契約書作成上の注意

契約に当たっては、契約書ないしその付属書類において、例えば、次の点を明確に記載して、十分に依頼者の理解を得るとともに、依頼者の署名押印を得ておいて、後々の紛争を防止することが望ましい。なお、調査受任契約に、再発防止策の提示等まで含むなど、事案に応じて対応することもあるが、その場合は、調査受任の範囲について、それを記載することになる。

⑴　医療過誤調査契約の内容は、診療記録の検討、医学文献調査、

協力医からの意見聴取、相手方医療機関による説明会の実施などにより、当該診療経過を可及的に究明し、相手方医療機関の過失や因果関係の存在を調査し、当該事案における相手方医療機関の有責無責の判断をすることであること

⑵　調査受任の範囲、特に、損害賠償請求の交渉・訴訟等の法的手続は含まれておらず、これらに移行するときは別途委任契約を締結すること

⑶　当該医師ら医療従事者に対する刑事告訴や告発、あるいは医道審議会への行政処分申立などは含まれないこと

⑷　調査により、医療機関に対する責任追及が困難であるなどの報告をする可能性があること

⑸　弁護士費用や具体的な実費の金額

（第Ⅱ章／弁護士　花垣存彦）

第Ⅲ章　調査

第1　調査とは

1　調査が必要な理由

医療事件は、診療行為において患者にとって思わぬ有害な事象が生じたときに、その責任を医療機関に問おうとするものである。しかし、その有害な事象が、傷病の自然な経過の結果なのか、なすべきことがなされなかったのか、あるいは行われた診療行為に内在していたリスクが発現してしまったのか、してはならない行為がなされてしまったのか、それが直ちにわかることもあるが、医学に素人の患者はもちろん、担当していた医師ら医療従事者にとってさえわからない場合もある。そのため、一般民事事件とは異なり、相談者から事情を聴取しただけで、医療機関に対する法的責任追及の可否を判断できることはほとんどない。

そして、法的責任を検討するにあたって、「何が起きたのか」という事実関係を把握する必要がある。医療事件の場合、カルテ等の事実関係の把握に必要な重要な証拠は、医療機関が所有しているので、事実関係を把握するためにも、医療機関が保有している診療記録を入手して検討する必要がある。

また、法的責任を検討するにあたっては、専門的な医学的知識を取得した上で、それを踏まえた法的評価が必要となる。

そのため、ほとんどの医療事件では、診療経過等の事実関係の把握、医学的知見の獲得、それに基づく法的評価などの調査のプロセスを経て、医療機関に対する法的責任追及の可否を検討する必要がある。

2　調査の意義

（1）事前準備

ア　医療集中部審理に備える

東京地裁をはじめとする都市部の裁判所医療集中部における審理では、訴訟提起前に、患者側代理人において、事実関係の調査、医学的知見の整理及び関連する判例・裁判例の調査を含む充実した準備活動を行っておくことが要求されている（「医療訴訟の審理運営指針（改訂版）」・東京地方裁判所医療訴訟対策委員会・判タ1389号５頁以降）。準備不足のまま漫然と提訴することは、直ちに敗訴につながる可能性もあるので、訴訟提起前の段階で、予想される相手方の反論や訴訟での立証手段を考慮に入れた上で、過失、因果関係、損害の各項目について、十分な調査を行っておくことが必要である。

イ　一般部

医療集中部がない裁判所の一般部であっても、提訴前の十分な調査に裏付けられた主張と立証を訴状に記しておけば、裁判所の第一印象の心証形成上よい方向に資するものとなるであろう。

（2）依頼者の納得

調査の結果、法的責任追及が困難と判断することになった場合でも、依頼した弁護士が十分な調査を尽くし、説明会等を通じて被害の状況や依頼者の心情を医療機関に伝えることで、依頼者が被害を受け止め、人生の再出発を切るための助力となることがある。そのため、調査は、法的責任追及の可否の判断のみならず、依頼者が納得できるように努力する必要がある。

第2　調査の内容

1　調査の具体的内容

調査手続においては、具体的に次のようなことを行う。

(1)　診療記録や医学文献等の「資料の収集」

(2)　診療経過や医学的機序の検討等の「事実関係の把握」

(3)「協力医等からの意見聴取」

(4)「裁判例の調査」

(5)　説明会の開催等による「相手方医療機関の説明の確認と検討」

(6)「調査報告書の作成」

2　資料の収集

(1) 診療記録（カルテ）

ア　診療記録とは

診療記録とは、「診療録、処方せん、手術記録、看護記録、検査所見記録、エックス線写真、紹介状、退院した患者に係る入院期間中の診療経過の要約その他の診療の過程で患者の身体状況、病状、治療等について作成、記録又は保存された書類、画像等の記録」のことをいう（厚生労働省「診療情報の提供等に関する指針」［平成15年9月12日医政発第0912001号］2項)。

イ　収集の目的

医療事件においては、事実関係の把握とともに、過失・因果関係の有無を判断するために、診療記録の入手・検討が不可欠である。

また、医療事件では検討に必要な診療記録は医療機関が保有しているので、患者側が診療記録を入手しないままの状態で医療機関等と交渉を開始すると、証拠資料が改ざん・隠匿される危険が生じる。

このように、診療経過を把握するとともに、証拠資料の改ざん・隠匿を防ぐために、事前の診療記録の入手・保全が必要となる。

また、医療事故調査報告書やインシデント・アクシデントレポートなどの事後報告に関する資料も、事前に入手すべき資料であるので、診療記録と同様に、入手・保全が必要となる。

ウ　任意開示

㈠　任意開示とは

訴訟提起前に診療記録を入手する方法としては、任意開示と証拠保全の２つの方法がある。

任意開示は、医療機関に対して、任意に診療記録の開示（カルテ開示）を求める方法である。

個人情報保護法には、医療機関は、患者本人から診療記録の開示を求められた場合、これに応じる義務があることが定められている（なお、平成27年改正により、取り扱う個人情報の数が5,000人分以下である事業者も規制対象となったため、小規模の医療機関も対象となっている。）。遺族による診療記録の開示請求については、個人情報保護法には規定されていないが、厚生労働省の「診療情報の提供等に関する指針」で認められている。そして、同指針では、医療機関に対して、診療記録の開示に際して注意すべき点や手続などについて、ガイドラインを示している。そこには、「医療従事者等は、患者等が患者の診療記録の開示を求めた場合には、原則としてこれに応じなければならない。」と記されており、例外は限定的に示され（後記㈢参照）、理由や苦情処理の体制を説明しなければならないとされている。

裁判例で、カルテ開示の拒絶が不法行為による違法と評価されて、慰謝料請求が認められた事例もある（東京地判平成23年１月27日判タ1367号212頁）。

㈡　任意開示の方式

任意開示は、各医療機関の管理者等が定めた方式に従って、医療機関の管理者に対して申し立てる。大きな病院であれば所定の用紙があることが多いので、その場合は必要事項を記入の上、必要書類

（本人確認、患者との関係を示すものなど）を添えて病院の窓口で申請することになる。所定の用紙がない場合は、「カルテ開示申請書」などの表題のもと、患者情報（氏名、生年月日など）を記入した上で、開示を求める診療記録を記載する。診療期間が長期にわたる場合は、期間を限定することもできる。開示にあたっては、開示の目的や理由を記載する必要はない（厚生労働省による「診療情報の提供等に関する指針」でも「申立人に対して、申立ての理由の記載を要求することは不適切である」とされている。)。令和5年のガイドラインの一部改正によって、オンラインでの申請が可能な医療機関においては、そのようにすることも可能とされ、申立人が選択できることになった。

また、個人情報保護法の令和2年改正では、開示方法について、書面に加えて電磁的記録での開示請求も認められ、申立人が開示方法を選択できるようになった。

手術録画の動画は、任意開示の対象に含まれていない場合があるので、動画が存在する場合には弁護士が代理人として開示を求める必要がある。

(ウ)　保存期間の注意点

診療記録は保存期間が法令で定められているので注意が必要である。診療録は5年（医師法24条)、手術記録や看護記録、エックス線写真等は2年（医療法21条1項9号及び医療法施行規則20条10号)、検査所見記録やエックス線照射録、歯科模型等は3年である（療担規則9条)。保存期間の開始時期は、診療完結からとされている。一方、医療機関によっては、疾患等によって独自の基準を設けて法令の保存期間以上保存している場合もあるので、法令の保存期間が経過したからといってあきらめず、開示請求をしてみることも大切である。

(エ)　記録の開示を拒まれた場合の対応

任意のカルテ開示については、本人による申立ての場合、個人情報保護法により、①本人又は第三者の生命、身体、財産その他の権利利益を害するおそれがある場合、②当該個人情報取扱事業者の業務の適正な実施に著しい支障を及ぼすおそれがある場合、③他の法令に違反することとなる場合に拒みうるとされている（個人情報保護法33条２項）。遺族による申立ての場合もほぼ同様の事由で拒まれることがある（「診療情報の提供等に関する指針」８項）。

医療機関が法定事由に該当することを理由に開示を拒む場合、代理人弁護士としては、医療機関に対して法定事由に該当することの説明を求めたり、患者側として法定事由に該当しないと考える理由を主張して、開示を求める交渉をする。医療機関が明確な根拠もなく開示を拒む場合は、患者自身からの請求は個人情報保護法で法的権利として認められていることであって拒否できないこと、遺族からの請求でも厚生労働省が定める指針で原則として応じなければならないとされていることを説明し、カルテ開示の拒絶が違法とされた裁判例も示しつつ、記録の開示を求めるべきである。場合によっては、全国の自治体に設置されている医療安全支援センター（東京都では、「患者の声相談窓口」）に相談し、同センターから医療機関に対して拒否できないことを説明してもらう。

エ　証拠保全

㈠　証拠保全とは

証拠保全とは、裁判所に申立てをして、裁判官・書記官・申立人代理人弁護士らが医療機関に出向き、その場で医療機関が保管している診療記録の提示を求め、提示された診療記録を検証する手続である。提示されたカルテ等は、撮影又はコピーをとるなどして謄写し、検証調書が作成される。

㈡　証拠保全申立書作成のポイント

a　医療機関の開設者

証拠保全の相手方は、当該医療機関の開設者（国、地方自治体、独立行政法人、医療法人、学校法人または個人）である。医療機関名と開設者の名称は異なることが多いので、開設者については、診察券・領収書や医療機関のホームページなどで確認する。それでもわからないときは、所轄の保健所に電話で問い合わせることも可能である。地方自治体がつくる一部事務組合が開設者の場合、登記制度がないので代表者は自治体に尋ねるとよいであろう。

ｂ　管轄裁判所

申立ては、当該医療機関の所在地を管轄する地方裁判所又は簡易裁判所に対して行う（民訴法235条２項）。地裁に申立てをしたが、保全の必要性（改ざんや破棄のおそれ）が認められないなどとして取下げを示唆されたという場合には、取下げに応じて再度のチャレンジで簡裁に申し立ててみよう。

ｃ　検証対象物

保全すべき診療記録は、すべて検証対象物として検証物目録に記載して取りこぼしがないように注意する。

検証物目録は、事案や診療科に応じて記載する必要がある。

事案に応じて、術中ビデオ（内視鏡検査の動画が存在する場合もある）、事故報告書類（院内事故報告書類、インシデント・アクシデントレポート）、院内マニュアル（院内感染防止マニュアル、精神科入院中の無断退去対策マニュアルなど）、プレパラート染色標本などを目録に記載することもある。

産婦人科においては、分娩記録、助産録、分娩監視記録（胎児心拍陣痛図）、分娩台帳、分娩経過図（パルトグラム）なども目録に掲げる必要がある。

歯科においては、発注書（差歯、土台等に関するもの）、写真（申立人の歯列、口腔内のものに関する写真）、歯型、できあがり予想模型、差歯（義歯、仮歯等を含む）などの追加も必要になる。

電子カルテの場合は、変更履歴や電子媒体に関する運用管理規定も記載した方がよい。

診療記録の対象期間については、原則として全診療期間を対象とすべきである。もっとも、診療期間が長期間に渡り、全てを保全すると費用がかさむ場合は、申立ての時点では全期間を対象とした上で、検証当日に診療記録を見ながら保全対象を絞るという方法もある。

d　提示命令

申立ての趣旨において「検証及び提示命令」を求めると、検証については決定されるものの、提示命令については保留扱いされることもある。提示命令は、医療機関が提示を拒絶した場合に有効な手段となり得るので、取下げはせず申立てを維持しておくことが必要である。

e　保全の理由と必要性

保全の理由については、事実経過と法的責任（過失と因果関係）を記載するが、あくまで疎明であるので、それほど詳細なものは必要ない。

保全の必要性としては、「あらかじめ証拠調べをしておかなければその証拠を使用することが困難となる事情」（民訴法234条）の疎明が必要となる。診療記録の滅失、散逸、保全期間満了等による廃棄、改ざん、性状・現状変更のおそれを、事案に即して具体的に記載する。

疎明の程度としては、医療機関側の具体的な言動（カルテ開示を拒否された、責任回避的言動が見られた、医師の説明に不合理な変遷があるなど）、社会的信用（診療記録の改ざん歴ないしこれに類する不正行為の有無）、改ざんの蓋然性、容易性、事案の重大性、患者側が知り得た診療内容及びその結果から推認される診療経過の合理性などの諸要素をもとに、具体的に説得的な記載を心がける。

㈦　申立書の添付資料

a　陳述書

申立書には申立人の陳述書を添付する。

ただし、診療記録の入手前で事実経過が明確になっていない証拠保全の段階であまりに詳細な陳述書を作成すると、訴訟等の後の段階で相手方から証拠保全申立ての際の陳述書をもとに反論をされるおそれがある。そのため、証拠保全申立ての際の陳述書は、疎明に必要な程度に簡略に作成すれば十分である。もっとも、時間の経過により依頼者などの記憶が薄れがちなので、将来の訴訟に備えた手控えとして、早い段階で詳細な聴き取りをしたり、詳細なメモを作成してもらうことも必要である。

b　通院歴等を示す書類（診察券、診断書等）

相手方医療機関に通院していた事実を示すために、診察券や診断書などを申立書に添付する。

c　医学文献

証拠保全申立ての時点では、成書（教科書）等の弁護士会図書館で入手できる程度のもので足りることが多いだろう。

㈡　申立て後の裁判官面会

申立て後、必要に応じて裁判官面会を行う（遠方の裁判所では、電話によって済ませる場合もある）。

面会の席で、裁判官が保全の理由・必要性について補足的に説明を求めてくることがあるので、説明できるように準備しておこう。また、検証の場所や送達先・送達時刻、当日の待ち合わせ場所等の打ち合わせも行う。検証の日程について決めることがあるので、事前に医療機関の診療日やカメラマンの日程を確認しておこう。

㈤　証拠保全の方式（カメラマン同行方式）

東京周辺の裁判所では、原則としてカメラマン同行方式（プロのカメラマンが同行して、一切の記録をデジタルカメラで撮影して保全する方法）をとっている。カメラマンの手配は申立人側で行うことになっている。

㈥　当日の現場での対応

a　送達の立会い

証拠保全当日は、検証開始の１時間～１時間半前に執行官が医療機関に証拠保全決定書を送達することが多い。申立人側が執行官より送達証明書を預かり、検証開始前に担当書記官に手渡すことを求められることもあるので、その場合は、弁護士もしくは事務職員が執行官の送達に立ち会うようにする。

b　診療記録の精査

診療記録がすべて提出されているか、重要な検査記録や画像が抜け落ちていないか、不自然な訂正の跡がないかといった点を確認する。この確認においては、事前の準備と当日の臨機応変な対応が求められる。

事前の準備としては、依頼者への聴き取りを十分に行うことで、当日提示された診療記録を効果的にチェックできる（例えば、CT撮影回数の聴き取り結果に照らして画像の枚数をチェックするなど）。また、当該疾患に関する知識を得ておくことで、当該疾患であれば通常行われる検査等を想定しながら、欠落している記録を推定することができる。その他、医療機関のホームページで「当院では全件手術ビデオを撮影しています」とうたっているような病院もあるので、事前に確認してプリントアウトして持参しておけば、提示されない場合に指摘することができる。

さらに、当日の対応としては、単に医療機関側から出された資料に目を通すだけではなく、裏付けを持って不足資料の指摘を行って提示させることが重要である。例えば、CT画像が出てこない場合に、検査の指示票に目を通してCT撮影の指示があるかを確認し、指示票の記載をもとに指摘する。また、術中ビデオがないと回答された場合も、診療記録の中にビデオ撮影がなされた旨の記載がある場合もあるため、そのような記載を指摘して提示を求めるということも必要である。

デジタルカメラで医師が写した術野や患部の写真、患者が提出した同意書などを、スキャンして電子カルテに取り込んでいる場合、電子カルテのプリントアウト（カラー写真が白黒で出されることもある）では不鮮明なことがある。その場合は、写真はCD-Rにデータをコピーしてもらう、同意書は紙で保存されていればそのコピーをもらう、あるいは、電子カルテのプリントアウトを鮮明にしてもらうなどを求めるとよい。

検証調書に記載してほしい事項については、申立人代理人から裁判所に積極的に申し述べ、調書に記載してもらうようにする。検証後には検証調書の謄写申請を行う。

c　記録の開示を拒まれた場合

いわゆる事故報告書などは、民訴法220条4号ニの自己利用文書に該当するとして、開示を拒絶する場合もある。しかし、事故報告書も診療に関連して作成された文書であり、文書提出義務の対象であると解するべきであり、提出を拒否された場合は、裁判官を通じて提出を強く促し、それでも応じなければ、提示命令を発するように裁判官を説得する。インカメラ手続（民訴法223条6項）により、とりあえず裁判官だけに提示するよう提案することも一つの方法である。

d　当日中に作業が終わらない場合

資料が膨大で当日中に保全作業が終わらない場合は、①留置命令の発令による裁判所への持ち帰りを求める、②申立人代理人が任意の貸し出しを受けて、申立人代理人またはカメラマンがコピーないし撮影する、という方法がある。

㈷　書面以外の診療記録の保全

a　電子カルテ

電子カルテの場合、検証の目的物は電磁的記録となるが、電磁的記録はそのままでは可視性がないので、一般的にはプリントアウトして紙媒体で入手することになる。保全に際しては、電磁的記録とディスプレイ等に表示された情報との間に齟齬がないかを医療機関側に説明を求め、それを検証調書に記載しておくことが望ましい。

変更の有無を明らかにするために、更新履歴や運用管理規定等も保全しておく必要がある。

b　レントゲン・CT・MRI・超音波静止画などの画像

事案との関係であまり重要でないと思われる画像であればカメラマンに写真撮影してもらえば足りるが、重要と思われる画像は、フィルム状の場合は検証の現場で医療機関にデュープ（画像のフィルム状のコピー）の作成を依頼すれば応じてもらえることが多いだろう。もともと画像が電子データである場合は、CD-RやDVD-Rにコピーしてもらう。ただし、その場合の実費は申立人側が負担することになる。

c　動画

動画（術中ビデオ、血管造影、エコー等）がある場合には、医療機関に任意で複製を求めることになるが、事前に業者に相談しておけば、複製に必要な機器を用意してもらうことができる。

d　歯型（模型）

事前の裁判官面会で留置命令を発令するように打診しておき、留置後に複製を作成する。場合によっては、業者と相談の上、歯科技工士に同行してもらい現場で型をとってもらったり、医療機関から任意の貸し出しを受けて、複製を作成後に返却するなどの方法もある。

オ　任意開示と証拠保全の違い

(ア)　改ざんの危険性

証拠保全よりも任意開示の方がカルテ改ざんの可能性は相対的に高いといえる。証拠保全は、医療機関に証拠保全決定書が送達されてから実際に診療記録の提出がされるまでの時間が1～2時間であるのに対して、任意開示は、開示請求がされてから実際に診療記録の開示がなされるまでに数日から数週間かかるため、証拠保全より任意開示の方が改ざんの危険性が高いといわれている。

もっとも、現在では、多くの病院が電子カルテを使用しており、電子カルテでは書き換えの履歴が残るため、従来の医師が紙媒体に手書きで記載していたときよりは、改ざんの危険性は低くなったといえるが、まだ規模の小さな病院や診療所などでは紙媒体による診療記録を使用していることがある。また、電子カルテのように見えても、厚生労働省がガイドラインに定めている電子カルテの３要件（「真正性」、「見読性」、「保存性」）を備えていないことがある。患者が外来でそれを把握することは困難だが、履歴が残らないタイプの場合はいくらでも訂正できてしまう。このように、医療機関の体制によっては改ざんの危険性が残っているといえる。

(イ)　拒否される可能性

証拠保全に対して、医療機関が開示を拒否することはほとんどないが、任意開示に対しては、医療機関によっては法定事由に該当するとして拒否される可能性がある。

証拠保全及び任意開示に対して、医療機関が開示を拒否した場合、代理人弁護士としては、本章第2-2(1)ウ(エ)や同エ(カ)cで述べたように、法的根拠や拒否事由に該当しないことを説明して、強く提出を促すべきである。

(ウ)　費用

証拠保全は、任意開示と異なり、申立書を作成して裁判所へ提出するなどの手続が必要であり、通常は弁護士に手続を依頼することが多いため、弁護士費用がかかる。また、カメラマンを同行する場合は、カメラマンの費用もかかる。

任意開示は、謄写費用や開示手数料がかかるだけなので、比較的低廉である。

(エ)　開示の範囲

証拠保全では、基本的に保全の対象となっている診療記録はすべて開示される。

任意開示は、すべての記録の開示を求めていても、一部しか開示されないことはある。相談者や依頼者自身が任意開示を受けて診療記録を持参した際に、あるはずのものがない場合には、追加で任意開示を受けるよう勧める。

㈹　記録入手までの時間

証拠保全は、弁護士に依頼してから、弁護士が申立書作成等の申立て準備を行い、裁判所に申立てをして、裁判所が保全決定を出して、実際に医療機関に赴いて保全手続が実施され、その記録が作成されることで、記録が入手できることになる。このような手続を経るため、弁護士に依頼してから早くても２～３か月以上の時間を要することになる。

任意開示は、開示申請から長くても１か月程度で診療記録を入手できる。

カ　任意開示と証拠保全のどちらの制度を利用するか

両制度には、上記のようにどちらにもメリット・デメリットがあるので、どちらの制度を利用するかはケースバイケースで、その都度、依頼者と相談して決めることになる。

一般的には、①損害が軽微で、証拠保全を行うと費用倒れになる事案、②過失及び因果関係が明白で、相手方が基本的に責任を認めている事案、③すでに依頼者本人と医療機関との交渉が進んでいる事案の場合は、任意開示で足りると思われる。ただし、小規模医療機関（特に開業医）では、カルテ改ざん・隠匿の危険性や開示拒否の可能性が相対的に高いため、上記の場合であっても証拠保全を選択すべき場合もある。

キ　診療記録以外の資料

㈶　前医・後医の診療記録

患者が相手方医療機関を受診する前後に受診した医療機関（前医・後医）の診療記録は、基本的には当該医療機関に対して、依頼者本人によるカルテ開示により入手してもらうが、依頼者の希望がある場合や依頼者本人では手続が難しいなどの場合は、弁護士が代わりに行うこともある。前医・後医の対応によっては、弁護士会照会により診療記録の開示を請求することもある。

㈠ レセプト（診療報酬明細書）

レセプト（診療報酬明細書）とは、患者が受けた診療について、医療機関が健康保険組合などの公的医療保険の運営者に請求する医療費の明細書である。レセプトについては、患者が加入している健康保険組合に対して開示を請求すれば入手することができる。保存期間は5年である。

㈡ 救急活動記録

患者が救急搬送された事案では、救急隊の到着時刻や到着時の患者の状態を明らかにするために、救急活動記録の入手が必要な場合もある。

救急活動記録は、消防署長に対する弁護士会照会または個人情報保護法に基づく開示請求で入手できる。

ただし、死者に関する救急活動記録の写しの交付は、弁護士会照会に基づく開示請求では認められない場合もあり、また、自治体ごとで対応が異なることもあるため、当該自治体の取扱いを確認した上で、対応を検討する必要がある。

（2）医学文献

ア　収集の目的

相手方医療機関の医療行為に過失があるかどうかを判断するためには、当該疾患に対する診断・治療に関する医療の水準（既存の診療情報等に基づいて行うべき診断や、とるべき又はとるべきではない措置等）を知らなければならない。そのため、医療事件においては、医学文献によって、当該疾患やその治療法に関する一般的知識を習得し、さらに事件当時の医療水準（第Ⅳ章第1-1⑵参照）を把握する必要がある。

イ　種類

医学文献には、大きく分けて、成書（いわゆる教科書）と医学雑誌に掲載される医学論文の2種類がある。

㈠　成書等

成書は、基礎的・標準的な知識の習得に役立つので、まずは成書で基礎知識を得て概要を理解するようにしよう。

成書としては、医学生向けのテキストである医学書院刊行の「標準医学」シリーズがよく用いられる。

また、医学書院刊行の「今日の診療」シリーズ（『今日の治療指針』『今日の診断指針』等）は、疾患ごとに標準的な診断・治療法を紹介したマニュアル的文献で、臨床現場で広く参照されている。

さらに、専門医を目指す医師向けの解説書などには専門分野におけるより詳細な記述があり、専門分野の事案の場合にはそれに適したものを探すことは重要である。

成書等には、標準的な医学的知見が記載されているため、裁判官も心証を比較的とりやすいといえる。

㈡　医学論文

成書等は、最低限の基本的知見として用いることがほとんどであるため、事案の検討や過失・因果関係の立証にも不十分である。そこで、医学誌に掲載されている医学論文の検討が重要となる。

医学論文では、特定の疾患・治療法を関連文献、資料に基づいて解説したものがあり、その時点における診療のスタンダードを把握するのに役立つものがある。その解説の中で引用されている医学論文は、医学的に一定の評価が与えられているといえ、裁判における証拠という観点からも有用である。

また、珍しい疾患について、診療に当たった医師が、病歴、経過、検査結果、特徴などを報告し、考察を加えたものもある。実際の医療現場における、医師の考え、疑問、感想などがわかるので、事実的因果関係の証明にも役立つ。ただし、個別性が高く必ずしも多くの症例に一般化できるとは限らないため、裁判における証拠という観点からは同種の症例報告を多数集積する等の工夫が必要である。

医学論文には、後に誤りが見つかったり、必ずしも学問的に評価されていなかったりする（したがって証拠価値が低い）ものも存在するので注意が必要である。

また、担当医が、関連分野について論文を書いていないかを調べておくことは必須である。担当医の所属医療機関や出身医局の関連文献まで調査するようにしよう。

ウ　探索方法

㈠　医学文献の検索

文献検索システムを利用して医学文献を検索する。

「医中誌パーソナルWeb」は、医学中央雑誌刊行会が作成する国内医学文献情報のインターネット検索サービスで、明治36年から現在までの1,500万件を超える医学論文情報、約430万件の医学文献情報が収録されている。

「医中誌パーソナルWeb」は、東京弁護士会・第二東京弁護士会合同図書館で利用することができる。また、「医中誌パーソナルWeb」と契約すれば、自分のパソコンから文献検索が可能である。検索した文献は、医中誌パーソナルWebのDDS（ドキュメント・デリバリー・サービス）により、郵便やFAXで入手できる。

海外文献については、日本語文献で引用されている文献の中で、原典を確認する必要があるものを国会図書館で確認すれば足りるだろう。

文献検索システムを利用する際は、適切なキーワード入力が欠かせない。①疾患名、②症状・所見、③行われた医療行為、④生じた結果（後遺症の内容・部位）、⑤薬剤名（商品名・成分名）などを入力してみるとよいだろう。また、異なる表記での検索（日本語・英語、ひらがな・カタカナ）、同義語・類義語の「or」検索、キーワードの抽象化などを意識しながら入力すると、検索の範囲が広がる。

キーワード検索を行い、対象文献を絞り込めたら、題名から内容を判断し、アブストラクトを確認して、必要な文献を入手することになる。１回の検索で目的の文献に到達できるとは限らないので、キーワード選択の試行錯誤を重ねる必要がある。

(イ)　図書館の利用

教科書類は文献検索でヒットしないので、図書館を利用するとよい。図書館では、アブストラクトのない文献の内容を確認するほかに、文献検索でヒットしなかった症例報告などの論文に出会うこともあるので、一度は弁護士会図書館や大学医学部の図書館に足を運ぶことをお勧めする。

a　弁護士会図書館

成書・マニュアル等の基本的な文献は揃っているので、相談前調査には十分である。

b　大学医学部図書館

専門的な書籍や医学雑誌を入手するためには、大学医学部図書館が便利である。

なお、目的の文献がどの大学図書館に貯蔵されているかは、「CiNii Research」のサイトで調べることができる。

都内にある規模の大きい大学医学部図書館としては、東京大学図書館（東京大学本郷キャンパス）、慶應義塾大学・信濃町メディアセンター（慶應義塾大学病院の隣り）、東京医科歯科大学医学部（本館は湯島キャンパス、分館は国府台キャンパス）がある。

医薬品のことを詳しく調べたいときは、一般財団法人日本医薬情報センター附属図書館（東京都渋谷区渋谷2-12-15長井記念館４階）が便利である。

(ウ)　書店の利用

大型書店には医学書のコーナーがあるので、そこで関連する文献を眺めてみるのもお勧めである。また、各書店のオンラインストアやAmazonなどのインターネットショッピングサイトで検索してみて、気になるものがあれば書店に行き、実際に手に取って確認するのもよいだろう。

関連する成書は1冊手元にあると便利であるので、購入を検討してもよいだろう。現在は、医学生や看護師に向けたビジュアル的にもわかりやすい書籍が多数あるので、それらを手始めに調べていく方法もある。

（3）診療ガイドライン

ア　収集の目的

診療ガイドラインは、当該疾患に対する標準的な治療方針を記載しており、医療水準の把握に役立つ。

医学中央雑誌刊行会のホームページには、診療ガイドラインデータベースがあり、キーワードで検索できる。分類から自分で探すこともできる。

また、公益財団法人日本医療機能評価機構のホームページでもMindsガイドラインライブラリがある。ここでは、患者・市民向けの情報提供にも力が入れられているようである。

診療ガイドラインには、医療従事者向けのほかに、一般向けのものもある。疾患や治療法について、図や表を交えつつ平易に解説したもので、基礎的な知識の習得に有益である。

イ　診療ガイドラインを理解する際の注意点

診療ガイドラインは、法的な過失の有無を評価するために策定されたものではなく、標準的な診療行為の目安を定めるものに過ぎない。そのため、診療ガイドラインに記載されていても、現場での判断を否定するものではないので、その点注意が必要である。あくまで診療ガイドラインは、過失や因果関係の理解と評価をする上での一資料に過ぎないので、診療ガイドラインの内容を踏まえた上で、さらに関連文献の探索を怠らないことが重要である。

（4）医薬品・医療機器の添付文書

ア　収集の目的

医薬品添付文書は、医薬品の効能効果、用法・用量、禁忌、使用上の注意、副作用等の重要事項について製薬会社により記載された文書である。

医療機器の添付文書は、製品の使用目的または効果、使用方法、警告、禁忌・禁止事項、形状等について、製造会社等により記載された文書である。

上記添付文書は、独立行政法人医薬品医療機器総合機構（PMDA）のホームページで医薬品名・医療機器名（一般名・販売名）を入力することにより検索することができる。

イ　添付文書を理解する際の注意点

医薬品添付文書の記載事項は、原則的には守られる必要がある。しかし、適用としてあげられていない目的であっても、患者の症状や医薬品の性質・特徴などの事情により医学的な根拠に基づいて使用されることもある。投薬が問題となっている事件の場合で添付文書と異なる使われ方がなされていた場合、過失や因果関係の理解と評価をするには、その使われ方について、添付文書以外の成書、論文、ガイドライン等でどのように評価されているか、慎重に調べて判断する必要があり、注意が必要である。

（第Ⅲ章第１、第2-1、2／弁護士　鹿島裕輔）

３　事実関係の把握

（1）診療記録の読み方

事実関係を把握するためには、最も重要な資料となる診療記録（カルテ）を精読する必要がある。

診療記録の電子化が進み、手書きで書かれた診療記録は減少している。それでも、診療記録が手書きであり、文字そのものが判読困難である場合や、独自の略語が使われている場合もある。どうしても判読できない箇所については、作成元の医療機関に印をつけた当該ページのコピーを送り、記載内容を教示するように依頼することもある。経験上、あまり抵抗もなく、応じてもらえることが多い。

また、診療記録が外国語で書かれており、翻訳をしなければならない場合、診療記録の翻訳を手掛けている業者も存在する。但し、業者に依頼する場合、費用がかかるため、業者から見積もりを出してもらい、事前に依頼者に了解を得る必要がある。また自分自身で翻訳をした方が理解も深まるため、まずは自分で翻訳することを心がけたい。さらに、重要な箇所や悩ましい箇所は専門的な臨床経験や医学的知見を有する第三者の医師（協力医）にも意見を求めるとよいであろう。なお、最近は機械翻訳の精度も上がってきているので、とりあえず機械翻訳でざっと内容を確認してみるということも便利かもしれない。もっとも、当然のことながら、インターネット経由で提供されている機械翻訳サービスの場合、入力した情報がどのように取り扱われるのか規約の確認や、信頼できる事業者が提供しているサービスであるのかの確認は必須である。

その他、一般的な医療用語や略語については各種医学辞典を使って確認していくのが正攻法である。もっとも、まずはインターネットで検索をしてみることで大抵の場合、大まかな意味を知ることはできる。

（2）診療経過一覧表の作成

診療記録が判読できるようになったら、時系列に沿ってExcelなどのソフトを使い、診療経過一覧表を作成する。診療経過一覧表は、カルテ等の診療記録に記載されている患者の主訴、検査、処置、投薬の内容等を項目ごとに整理していくものである。作成にあたっては、作成の目的が、当該事件についての医学的機序の解明、過失の特定、因果関係の有無の検討のためにあることを常に意識すべきである。膨大な診療記録を一覧表に落とし込みながら、検討を行っていくことになるので、要する時間や労力からすると、「調査」の段階での最初の重要な局面といえる。

診療経過一覧表の作成にあたり、どのようなやり方をするのかは一般化できるものではなく、担当する弁護士が試行錯誤しながら整理の仕方を見いだすしかない。

例えば、癌の見落としが問題になる事件であれば、血液マーカーがいつの時点でどのような値を示していたか、CTやMRIをいつ撮影したのか、読影報告書にどのようなことが書いてあるのかという点が重要な情報になるので、それらの点を中心にわかりやすくまとめることになるであろう。他方、手術中の手技が問題となる事件であれば、術中の経緯や患者のバイタルの数値を細かく表に記載することになる。単に診療記録に書いてあることを表の形式でまとめるだけでは、冗長になってポイントを把握しがたくなる。

医学的機序等が明確になるような診療経過一覧表を作成するためには、当該事案で必要となる医学的知見を有していることが前提となる。一方で、医学的知見を収集するにあたっては診療経過がよく理解できていないと的を射た収集活動はできない。このように、診療経過一覧表の作成と医学的知見の収集は相互性があるので、診療経過一覧表は調査の進行に合わせて何度も作り直していくことが多い。

技術的なことを述べると、筆者の場合、カルテをスキャンしてOCR化をしている。そのうえで、関係がありそうな記載はコピー＆ペーストでExcelに一応の表として起こしていく。しかし、そのままだと記載量が膨大で的を射た診療経過一覧表にはなっていないので、そこからさらに当該事件についての検討をしながら、適宜、修正を加える。具体的には、医学的知見の検討が進むにつれて一応の表を見直して実はポイントであったと気が付いた点を診療経過一覧表に加えたり、余分であった点を診療経過一覧表から削除して、診療経過一覧表を的を射たものに随時改訂している。

（3）医学的機序や過失・因果関係の検討と特定

ア　医学的機序

上述したような作業をしていく中で医学的機序の検討も自然と行われていくはずである。しかし、当初想定していた問題点（例えば手術中の手技ミス）の他にも結果と因果関係がありそうな問題点（例えば術後の管理や術前の検査、説明）が無いかどうかについても、診療経過一覧表を見直し、標準的な治療法を調べそれと照らし合わせて検討をしていく。

もっとも、医学的機序については診療記録を細かく読んでも、それではっきりと真相がわかるような事案ばかりではない。診療経過一覧表をつくり収集した医学的知見と照らし合わせても、このようなことがあったのではないか、という仮説が設定できるに留まる事案も多い。そのような事案の場合には、医学文献の記載内容と合わせて協力医に当該仮説が有力に想定できる事態であるのか、他の仮説もありうるのかを聴取し（本章第2-4参照）、また訴訟となった場合に立証可能であるのかを検討していくこととなる。このような検討を繰り返したうえで、有力な仮説がそもそも想定できないという場合には、主張立証が困難として、法的責任追及は困難という調査結論となろう。

イ　過失と因果関係の検討

ある程度の機序が理解・設定できたら、診療経過一覧表を見直し、結果と因果関係がありそうな出来事（過失の候補）が存しないか検討してみる。それが１つないし複数見当たった場合、それぞれの出来事について過失といいうるのか、医学的知見と照らし合わせて医療水準違反があるのかを検討していくこととなる（第Ⅳ章第1-1⑵参照）。

上記のような過失の候補が特定できた場合、その後の結果発生までの経過を診療経過一覧表で追いつつ、当該過失が無かったのであれば結果は発生しなかったと高度の蓋然性（又は相当程度の可能性）をもっていいうるのかも検討していくこととなる（第Ⅳ章第1-2⑸及び⑹参照）。この過程でも、問題となっている疾病の予後の統計情報等の医学的知見も併せて検討することとなる。

4　協力医からの意見聴取

（1）意見聴取がなぜ必要か

「調査」の段階では、第三者の立場にあり、当該事案の分野で専門的な臨床経験や医学的知見を有する医師から、個別に意見を聴取することが求められる。一般的に「協力医」といわれている。

協力医への意見聴取の目的は、第一に弁護士が仮説として立てた医学的機序および過失・因果関係を構成する事実や評価について医学的な意見をもらうことである。従って、意見聴取をする段階は、「調査」が相当程度進んだ段階といえる。

協力医からの助言を求める内容としては、上記に加えて、収集した医学文献の読み取りで誤った理解をしていないか、医学文献の記載が本件に当てはまるのか、医学文献に書かれていることが一般的なのかについても意見を求めるべきであろう。また、当たり前のことであり過ぎると医学文献には記載されていないこともある。そのような知見の収集についても協力医に助言を求めることが有用なことがある。

さらに当事者や弁護士は問題点と考えていなかったところについて、専門医が問題意識を持つこともある。

調査の段階では、これらの点を確認するためにも、協力医から意見聴取をしなければならず、明らかに過失が認められそうな事案であっても協力医に話を聞かなくてよいという事案は極めて例外的である。

（2）協力医の探索方法・アプローチ

協力医を探す場合、別事件で関わりを持った医師や自らの主治医、同級生、知り合い（先輩弁護士や他の医師等を含む）からの紹介、勉強会・シンポジウムでの出会い等を通じて協力医となってくれるかもしれない医師にアプローチをする。そのため、普段から、医師と人間関係を持てた場合、覚えておいてもらえるように努めることが肝要である。

医療事故情報センターや医療問題弁護団などでは会員向けに協力医の候補を紹介する制度があるが、必ずしも問題となっている事案に合った協力医の紹介が得られるというものでもない。したがって、それらの会員になれば協力医にアクセスできると過信するのは誤りである。

以上のように直接間接の人間関係から協力医にアクセスすることが多いが、文献調査の過程で当該分野を専門的に扱っている医師の存在を知った場合、面識がなくても手紙を書いて協力を要請してみることもある（「いきなり型」と呼ばれる。）。この方法が成功するかは場合によるが、深い知識を有すると思われる専門医にアクセスをすることに成功すれば、調査の精度を高めることに資する。また専門家が少ない事案の場合、このような方法によらなければならない事案もある。

そのほか、前医や後医がいる場合には、それらの医師にも話を聞く。後医の場合でまだ診察が続いている場合には、患者本人に弁護士が話を聞きたがっている旨告げてもらってからアプローチをした方がよいことが多いであろう。前医・後医に話を聞いただけで他の専門医に話を聞かなくてよいかについては、それでは足りない場合が多いであろう。もっとも問題となっている事項の難易度や文献が豊富にある事項なのか否かによっても変わってくるため、個別の検討が必要である。

具体的なアプローチ方法としては、医師は忙しい場合が多いので、突然に電話をするようなことは避け、手紙（既に面識がある場合など具体的事情によっては電子メール）で連絡をしてみるのがよいであろう。初回の連絡で、いきなり質問内容を列挙するようなことは避け、自己紹介、どのような事案を調査しているのか、なぜお話を聞きたいのか、また必要に応じて調査の意義等を記載して、協力を得られるか問い合わせるとよいであろう。

協力医としての経験の少ない医師へのアプローチをする場合、先方としては、裁判に巻き込まれるのではないかと身構えたり、同業者への攻撃に手を貸すことになるのではないかと考えることは、ある意味で当然である。そこで、そうした漠然とした不安を少しでも取り除いてもらうために、正確な調査をする必要性や調査の意義を弁護士が自分の言葉で述べることが大事である。当該事件でその医師に意見を聞きたい理由、また必ずしも裁判所へ提出する私的意見書（第Ⅳ章第3-4⑶参照）を書いてほしいという依頼ではないことなどを丁寧に伝え、協力を要請してみるとよいであろう。

特に、上述のいきなり型の場合、先方は突然頼まれごとをされる立場となる。そこで、より丁寧かつ慎重に依頼をするべきである。先方に不快な思いをさせて断られた場合、患者側弁護士一般に対して今後の協力の道を閉ざす恐れもある。とはいえ、いきなり型で特に深い知識を有すると思われる専門医にアクセスすることができれば、調査の精度を高めることに資するので、しり込みをすることなく、勇気と誠意をもって積極的にアプローチをしてほしい。

（3）意見を求める際の注意点―質問事項の作成―

協力医と面談できることとなった場合、質問事項を事前に送ることとなる。質問事項とともに作成した診療経過一覧表も送る。

協力医との面談は、弁護士として診療経過一覧表を作成して事案を把握し、取得できる医学文献を取得して自分なりの仮説・見通しが立った後に行うものである。診療記録一式を送り付けて漠然と何か問題がないかを聞くということは、厳に慎まなければならない。そのような方法は多忙な中協力してくれる協力医に失礼にあたるばかりでなく、有意義な意見を得難く、再度専門医に意見を聞く必要が生じるなど、費用と時間の浪費にもつながる。

もっとも、協力医からすると送られてきた診療経過一覧表が的を射ていないと感じる可能性もあるので、「必要に応じてご参照ください」

等と一言添えて診療記録自体を送ることもある。またCTやMRIの画像の読影が問題となる場合には、読影報告書がある場合にはそれを添えて、画像（現在では多くの場合データとしてDVD化されている）も送ることとなる。

質問事項では、「○○をした行為に過失があると思いますか？」などという結論めいた法的な評価は聞かない。協力医は法的評価の専門家ではないからである。

機序について弁護士はこのように考えているがその理解でよいか（違うのであればどのように考えたらよいか）、問題があると思われる行為（弁護士的には過失にあたるのではないかと考えている行為）について専門医の感覚としてイレギュラーなやり方であるのか、通常であれば当該場合はどのように行うか、文献にはこのように書かれているがその趣旨を○○と理解してよいか等、本件に関する一般的な医学的知見を聞くとともに、これに基づき本件の場合に具体的にはどう理解されるのかというところまで聞くべきである。

なお、協力医との面談にあたって、依頼者へどのように説明するかという問題もある。この点、事実に最も詳しいのは患者本人やその家族であるので、本来は依頼者本人を面談に同行した方がよいという考え方もあるようである。しかし、依頼者に不利な事情についても率直に教えてもらえないと調査の実を挙げられなくなるので、筆者は依頼者を協力医との面談に同行したことはない。また特別な事情がない限り、協力医の名前や所属機関も依頼者には明かしていない（「○○を専門としている大学病院の教授」等抽象的な肩書は説明している。）。一方、依頼者には、協力医になってくれる医師はとても貴重なこと、一般的には医療事件の調査に協力していると同業者や業界に知られたくないと思う医師が多いこと、したがって現段階では匿名を条件にご協力を要請していること等を説明しておく必要がある。なお、何らかの事情があって依頼者を面談に同行する場合や、協力医の具体的な情報を依頼者に教える場合には、当然、協力医の了解を得ておくべきである。

(4) 意見評価の際の注意点

協力医の意見にも限界はある。

医学的な事項についても現在の医療は専門化が進んでおり、当該協力医が聴取したい事柄についてピンポイントにどのくらい詳しいのかは外部からはわかりにくい。また、どれくらい調査・検討をしたうえで述べられた意見なのかも判断しにくい。

したがって、医学的意見を伺うにしても、本来は複数の協力医に意見を伺い検討できるのに越したことはないが、一人でも協力医をみつけるのは大変な中で、そのような調査ができる事案は多くない。

また、例えば医療慣行と医療水準の違い（第Ⅳ章第1-1⑵イ参照）や、教えて貰った意見・仮説が訴訟で立証可能なのか等というように、医師の意見・評価と法的な判断・評価は異なりうる。

よって、協力医の面談を実効あらしめるために十分準備をしてから面談を行うとともに、協力医に意見を伺えたとしてもそれを鵜呑みにするのではなく、医学文献と照らし合わせて確認する必要や、類似の裁判例があれば、当該裁判例での議論に照らし合わせ法的な見地からも検討をする必要がある。

(5) 私的意見書の要否

私的意見書とは、訴訟になった際に原告側もしくは被告側から書証として裁判所へ提出される医師の意見書である（第Ⅳ章第3-4⑶参照）。

医学的に評価が分かれうるポイントについては、訴訟提起にあたって私的意見書獲得の目途が付いているに越したことはない。

しかし、上述のように匿名で相談に応じてもらえる協力医を探すことだけでも困難な作業である。そして匿名での意見書では証明力は乏しく特別な事情がない限り書証として提出する意義はない（「医療訴訟の実務〔第２版〕」・髙橋譲編著・257頁）。

よって、提訴前に私的意見書提出の目途が付いているという事件は、極めて例外的である。

したがって、調査の段階で私的意見書獲得が必須だと考えることはできない。

逆にいうと調査の段階での協力医へのアプローチとは、意見書を書いてくれる医師を探すということではなく、弁護士の見立てが誤っていないかを評価し、場合によっては新しい視点を与えてくれる医師を探すことなのである。そして、調査段階で頼りになる協力医とはそのような点について、専門的で客観的な意見をくれる医師である。

そのうえで、訴訟になった場合の立証計画として、医学文献で立証可能なのか私的意見書がないと難しいのか否かについては別途検討すべき事柄である。

（第Ⅲ章第2-3、4／弁護士　牧山秀登）

5　裁判例の調査

（1）判例調査の重要性

医療事件でも、通常事件と同様、判例や同種事案の調査は重要である。同一疾患について、下級審判決や解決事例等を調べるうち、一定の傾向があれば、事件の見通し判断に役立つこともある。ただし、医療事件では、司法判断の前提として斟酌すべき事実が多いため、同じ事件を観念することができず、類似の判例を見つけただけで決着がつくということはまれである（「実務医療過誤訴訟入門」・上田和孝・71頁）。また、判決に現れた注意義務や因果関係などに関する医学的知見は、現在のものとは異なっている可能性があることに注意すべきである。

なお、医療訴訟に関しては、これまでに多くの最高裁判所の裁判例が出ており、最判昭和36年２月16日判決（民集15巻２号244頁・東大輸血梅毒事件）や最判昭和50年10月24日判決（民集29巻９号1417頁・ルンバール事件）等は、今も注意義務違反や因果関係に関する判断のあり方に大きな影響を与えているため、最高裁判例の枠組を踏まえて判例調査することが重要である。本書第Ⅳ章第1-1及び２においても、最高裁判例について整理しているため参照されたい。

判例雑誌には現職の医療集中部の裁判官による論文が掲載される場合もあり、問題意識を知るためにも、普段から目を通しておくと良い。例えば「医療訴訟の現状と将来　最高裁判例の到達点」（大島眞一・判タ1401号５頁以下）は過失、因果関係及び損害等医療訴訟の基本的な枠組みについて、網羅的に整理している文献であり、非常に参考になる。

医療事件における医学的知見の重要性は論を待たないが、医学論争に深入りするあまり、法的・規範的観点からの検討を疎かにしてはならない（「医療紛争に関する最高裁判例」・細川大輔・法律のひろば Mar.2023 Vol.76/No.3）。下級審判例を分析・調査するにあたり、重要な最高裁判例についての知識を得たうえで読み進めると法的・規範的観点からの理解が深まり、事案の見通しを検討するうえで役立つ。

（2）調査方法

通常事件と同様、判例データベースや裁判所ホームページ（http://www.courts.go.jp/）の「裁判例情報」コーナーで検索可能である。

判例時報、判例タイムズの年間索引では、民法415条・同709条の項目に「医療」関連の判例がまとめられている。

下級審判例で控訴されていることがわかる場合、高裁に確定しているかどうか問い合わせをするとよい。係属中の事件であれば、高裁で記録を閲覧すれば、審理状況や双方の主張の詳細を調査することもできる。

また、医療訴訟に関する書籍にも判例情報が掲載されているものがあるので、利用するとよい。「最新裁判実務体系２　医療訴訟」（青林書院）、「専門訴訟講座４　医療訴訟」（民事法研究会）、「専門訴訟体系１　医療訴訟」（青林書院）などが挙げられる。

６　相手方医療機関の説明の確認と検討

（１）意義

診療記録の分析・医学文献の調査・協力医の助言・判例調査により、相手方医療機関の法的責任についてある程度目処をつけた段階で、相手方医療機関に対し、医療被害に至った診療経過や事故原因についての説明会の実施を求める（求説明交渉）。この求説明交渉は、法的には診療契約（準委任契約）に基づく顛末報告義務（民法645条）として求めるものである（「専門訴訟大系第１巻　医療訴訟」・松井菜採・129頁）。

医療機関に説明会の申し入れをする時期は、調査の最終段階であるから、それまでに必要な情報を入手し、問題点の整理はできていなければならない。事実関係の把握と医学的知見の調査を行い、ある程度の確度をもって、法的責任について追及可能な事案なのか、それとも困難な事案なのかについて心証をもった段階での説明会開催の申し入れとなる。説明会開催の最大の目的は、それまで行った調査手続の仕上げとして、医療機関の言い分もよく聞くことで争点を明確化し、また調査の過程で生じた疑問も提示して、調査結果の正確性・客観性を確保することにある。従って、説明会は、本来、医療機関の責任を追及したり、示談交渉をしたりする場ではない。

それまでの調査活動の結果、相手方医療機関の法的責任をある程度の確度で問えると思われる事案の場合、説明会の主たる目的は、診療経過や事故原因に関する相手方医療機関の見解を知ることである。これにより、その後の調査や交渉、場合によっては提訴にあたり役立てることができる。

患者側の不信が、それまで医師から十分な説明を受けることができなかったことがそもそもの発端となっている場合もある。そのような場合、相手方医療機関に法的責任を問うことが困難と考えられる事例の場合でも、説明会において直接、医療機関側から丁寧な説明を受けることができれば、被害感情を和らげることにつながるので、説明会開催を求める意義はある。但し、そのような位置づけの場合は、事前に依頼者にその趣旨をよく説明しておくことが大切である。

（2）質問書の送付

説明会開催の申し入れをする場合、事前に質問事項の概要を知らせるほうがよい。医療機関は、説明会の開催の目的を知ることで、開催に同意しやすくなると考えられる。また、事前に質問事項を知ることで、医療機関側で調査と事前準備を行うこともできる。

最初に送る説明会開催の申入書には、質問事項の概要を送り、開催が決まった後に、より具体的な質問事項を送ってもよい。より具体的な質問事項を送る場合、それまでの調査結果を活用し、患者側代理人も医学的知見について十分調査したうえで、質問事項を整理するよう努力するべきである。

医療機関側は診療経過等について説明をしたつもりであっても、患者側はその説明が不十分または誠実に対応してもらえなかったと不信を感じており、そのため弁護士に相談に来るケースが少なくない。医療機関側から真摯に質問に回答してもらい、医師から率直な反省の言葉を聞くことができれば、患者側の不信や被害感情を和らげることにつながる場合がある。

医療機関によっては、書面での質問事項のやりとりはするが、説明会の開催に難色を示すところもある。書面でのやりとりである程度の疑問が解消される場合もあるが、画像を示しながらの説明などを受ける方がより深い理解に役立つこともある。事案によっては、あくまでも患者に対する説明義務の履行であること、医師も出席し、直接患者と向き合い、真摯に質問に回答してもらうことが患者側の不信や被害感情を和らげることにつながることを、患者側代理人から説明し、医療機関にも十分理解してもらい、説明会を開催してもらうように努力するべきである。

患者側代理人も、依頼者である患者や家族が説明会に同席する場合、説明会の目的が診療経過、医師の判断、事故原因などについて説明を求める場であり、医療機関や医師を糾弾する場ではないことを十分に説明し、感情的にならないよう理解していただくようにする。

（3）説明会の開催

せっかく説明会が開催される以上、当日は、事前に送った質問事項に対し、医療機関の回答を聞くだけでは不十分である。当日、適切な補足質問ができるように、質問に関連する医学的知見をあらかじめ調査しておく。

医療機関が、回答を書面で用意している場合もあるが、補足質問に対する回答をメモに取るのは大変なので、可能であれば、医療機関側の事前の了解を得て、双方が録音できればよい。録音できない場合は、可能な範囲でメモに残す。ただし、補足質問に対する回答をその場で書ききれない場合もある。そのような場合は、後日、改めて補足の質問を書面で送り、回答を書面でもらうようお願いをしてもよい。また、医療機関から、補足質問に対する回答について、調査が必要なので後日書面で送るといわれる場合もある。説明会の後のやりとりの方法（面談か書面か）と回答時期の目安について、医療機関側の代理人との協議が必要となる。

7　調査結果

（1）何を判断するか

診療記録を入手し、診療経過を整理し、医学文献や裁判例等を調査・分析し、協力医等に相談をするなど調査の一連のプロセスを経て、当該事案について法的責任を追及することが可能か否か結論を出す。調査活動の終盤で、医療機関と求説明交渉や説明会開催を経て調査活動を終える場合もあるので、そのような場合には、相手方医療機関との交渉を経て、医療機関側の見解も把握している段階となる。

即ち、診療経過からみて相手方医療機関に過失があるといえるか、患者に生じた損害と過失との間に法的・規範的観点から見て因果関係があるといえるか（高度の蓋然性か相当程度の可能性なのか）、損害の程度はどのようなものか、調査活動の結果の結論が、医学的知見の裏付けのあるものか、少なくとも医学的知見に照らし矛盾しないといえるか、もし相手方医療機関から異なる見解が示されている場合は、当該見解に対し十分反論ができるか等、訴訟になった場合の立証の見込みも考慮に入れながら分析する。

調査活動には、受任から１年以上かかることも少なくない。診療経過の読み込みと整理、医療文献の調査、複数の協力医の探索、協力医に意見を聞くための質問事項の整理、裁判例の分析等、非常に地味で緻密な作業となるが、この調査のプロセスが透明性をもって依頼者にも見えるようにすると良い。

この間、複数回、中間報告書を出して、依頼者にも進展状況が見えるように努力する。思ったように進まない場合であっても、依頼者はお願いした調査がどのように進んでいるか心配しているから、進展があってもなくても、不定期でもよいから頻繁に中間報告書を出すことで、依頼者とともに調査の終盤を迎えることができ、信頼関係の形成につながる。

（2）有責の判断の場合の対応

調査の結果、法的責任を追及できると判断される事案については、依頼者に対し、医療機関の責任の根拠、今後の方針（示談交渉・調停・医療ADR又は訴訟）と見通し、弁護士費用及び実費の見込額について説明した上で、依頼者の了解が得られれば、新たに責任追及手続についての委任契約を締結する。

（3）無責の判断の場合の対応

過失や因果関係の立証の見通しが立たない場合は、依頼者に対し、その理由を十分に説明したうえで、調査手続を終了する。

依頼者は、調査費用をかけて弁護士に調査をお願いしている。調査受任の契約書には、調査で終了する場合があることを明記していても、法的責任追及が困難であるとの結論を簡単に受け入れられるわけではない。そのため、調査終了で終わることを「調査終了報告書」で初めて依頼者に知らせるのではなく、調査活動の中身を依頼者に「中間報告書」の形で知らせる。特に困難事案の場合、調査終了報告書で初めて困難事案であることを知るのは望ましくない。現在進行形に近い形で、調査活動の内容を知らせることは、依頼者にとっても弁護士に信頼を寄せる契機となるし、調査終了に向け、依頼者にある程度の心の準備をしていただく機会にもなる。

特に、調査で終了することを提案する場合「調査終了報告書」には、それまでの「中間報告書」を踏まえ、①調査活動の中身、②診療経過の概要、③論点（過失・因果関係・損害論）、④収集した医学的知見の内容（医学文献、協力医の意見内容）、⑤説明会等における相手方医療機関の説明内容、⑥以上を踏まえた上での代理人としての判断（今後の方針の提案）を記載するようにする。

なお、勝訴の見込みがなくても、依頼者の希望によっては、話し合い（調停や医療ADR）による解決の可能性を検討してみることも重要である。ただし、困難事案の場合、医療機関側から思うような解決案が提示されず、結局断念する場合もありうる。そのような場合、かえって依頼者にとってストレスになる場合もあるので、事前に十分説明をする必要がある。困難事案の場合であればこそ、弁護士が、誠意をもって十分説明をすることが重要である。

（4）刑事責任・行政責任の検討

医療事件の相談のなかで、医療機関や医療従事者に対する患者側の不信から、刑事告訴をしてほしいとお願いされることもある。

多くの場合、患者側は、損害賠償請求という金銭的な填補だけではなく、真相究明、謝罪及び再発予防という非金銭的な目的をかなえたいために相談に来られる。

再発予防という点からすると、医師ら医療従事者の過失を生む土壌は医療機関の体制（例えば、医療従事者の過重労働や人手不足によるヒューマンエラー、情報共有システムの未構築など）にもあること、医療従事者が自主的に再発予防に取り組むことが重要であること、医療事故を起こした医療従事者及び医療機関が被害者に真摯に向き合うことが被害救済に必要であることから、刑事責任を追及することで、医療機関が防御的にならざるをえなくなり、かえって事件解決の妨げになることもありうる。

また、刑事手続は、被害者が積極的に参加できる手続ではないから、むしろ民事責任追及の手続を経て、医療機関側と患者側が協議をしながら、和解条項に再発予防や謝罪条項等の非金銭的条項を含めてもらうよう交渉する方が、本来の目的は達成できるともいえる。

もっとも例外はある。故意に近い医療過誤で重大な結果が生じた事件では、刑事告訴や被害届の提出もありうる。ただし、過失や因果関係等の調査は、民事事件と同様に行う必要がある。

そもそも過失による医療事件で被害届等をしても刑事事件化される割合は非常に少ない。平成31年３月29日に、厚生労働省の研究班が公表した「医療行為と刑事責任について（中間報告）」（https://www.mhlw.go.jp/content/10800000/000580976.pdf）によれば、刑事医療裁判の件数は、平成11年に２件あったのが増加傾向となり、平成17年に47件とピークを認め、その後減少し、平成28年は２件となっている。平成24年から平成28年における警察への届出数・立件送致数とそのうち刑事裁判（略式請求事案を含む。）となった数の割合をみると、警察への届出数の20.9件に１件、警察から立件送致された13.1件に１件が刑事裁判（略式請求事案を含む。）となっていた。

医療事件に関与した医師の行政処分については、医師法７条１項は、同法４条各号のいずれかに該当し、又は医師としての品位を損するような行為があったときは、厚生労働大臣は、「戒告」「３年以内の医業の停止」「免許の取消し」のいずれかの処分をすることができるとしている。医師法７条３項により、厚生労働大臣が行政処分をするにあたり、事前に、医道審議会の意見を聴かなければならない。同様の規定は、歯科医師法７条１項及び同条３項並びに保助看法14条及び同法15条にも定められている。

平成19年の医師法改正により、医業停止期間の上限が３年と定められ、それ以上の処分とされる場合は免許停止となった。医業停止には至らない厳重注意・行政指導とする「戒告」が設けられ、医師法７条の２により再免許のための再研修手続が定められた。

平成14年12月13日付け医道審議会医道分科会による「医師及び歯科医師に対する行政処分の考え方について」によれば、「国民の医療に対する信頼確保に資するため、刑事事件とならなかった医療過誤についても、医療を提供する体制や行為時点における医療の水準に照らして、明白な注意義務違反が認められる場合などについては、処分の対象として取り扱うもの」とされている。

しかし、「医師及び歯科医師に対する行政処分の考え方について」においても「司法における刑事処分の量刑や刑の執行が猶予されたか否かといった判決内容を参考にすることが基本」とされている。

すなわち、医師法21条に基づく異状死の届出等を契機とし、業務上過失致死傷罪の有無について刑事捜査が行われ、起訴され、有罪判決が確定すると、それを資料に厚生労働大臣が医道審議会に諮問して、免許取消し、業務停止等の行政処分を行う運用が定着していることから、行政処分の運用について、「刑事捜査先行」「刑事判決依存型」との指摘がなされているところである（「医療事故の原因究明・再発防止と行政処分～行政法的視点からの検討」・宇賀克也・ジュリスト1396号17頁以下）。

真相究明や再発予防を求める患者の気持を叶える手段として、民事責任の追及とは別に、刑事処分、行政処分を求めていくという選択肢はあるものの、患者側弁護士としては、以上に挙げた制度の運用の限界を知っておく必要がある。

なお、司法解剖記録の開示について述べておく。司法解剖の結果作成される鑑定書は、刑事事件の捜査の一環として作成された「訴訟に関する書類」であるため、刑訴法47条の適用を受ける書類であるから、「公益上の必要」等相当な理由がない限り、公判の開廷前には公にしてはならない規定になっている。このような規定を受けて、実務の運用上も、交通事故や医療事故の遺族からの開示要求はもとより、民事事件の裁判所による文書送付嘱託や文書提出命令に対してさえ、検察や鑑定医が開示を拒む例が少なくないとされる。但し、病院によっては、剖検医が、鑑定書自体は開示しないが、遺族からの求めに応じ、死体検案書に解剖所見を書き込んで遺族に交付し、その際に口頭で説明をするという運用をするところもある（「司法解剖の結果開示に関する検討報告書」平成26年３月・東京弁護士会・第一東京弁護士会・第二東京弁護士会）。

（第Ⅲ章第2-5、6、7／弁護士　鈴木麗加）

第Ⅳ章　民事責任追及

第1　主張の組み立て

1　過失の特定

(1) 注意義務と注意義務違反の設定

これまで述べてきたように、医療事件においては、民事責任追及の可否を検討する前提として、患者の診療の経過を検討し、また診療の経過を把握・理解するのに必要な医学的知見を収集していく必要があるところ、このような調査の過程の中で、過失の内容をなす注意義務を明確化し、注意義務違反となる行為を特定しなければならない。

特に、患者側代理人としては、当該患者に対して実施された医療行為が複数に及び、どの医療行為を取り上げて過失として構成するかは悩ましいことが多い。そのため、以下に取り上げる基本的な視点を念頭に、過失を特定することが考えられる。

まず、過失の特定にあたっては、患者に生じた当該結果に対して因果関係（本章第1-2参照）を有する過失でなければならない。すなわち、当該結果に繋がる医療経過を防ぐために、どの時点で、どのような行為（作為や不作為）が必要であり、そのような行為をしていれば（注意義務違反がなければ）当該結果は生じ得なかった、との後方視的な論理関係が必要である（なお、後述のとおり、注意義務違反は前方視的に検討する必要がある。）。そのため、当該結果に至る診療経過において複数の医療行為が問題となりうる場合であっても、どのような医学的機序で患者に当該結果が生じたのかを念頭に、どの行為を因果関係ある過失として構成するかについての検討が必要である。むやみに複数の過失を総花的に主張することは、争点を複雑化させ、裁判所の理解を得にくい主張となるおそれがある。仮に複数の注意義務違反を主張する場合であっても、各々が単独でも結果発生を招来するものであることや、複数の注意義務違反が競合したために結果を生じさせたものであることなど、十分な整理・検討の上で主張しなければならない（「医療訴訟の審理運営について」・桃崎剛・判タ1505号８頁）。

一方で、複数の医療行為を一連の医療行為として捉えて注意義務違反を主張することについては、前の医療行為において注意義務違反が成立すれば後の医療行為は因果関係の問題となるし、後の医療行為が注意義務違反となるならば前の医療行為は前提事実に関する主張に過ぎないこととなるから、絞り込みをすべしとの指摘がある（「医療訴訟の審理運営について」・桃崎剛・判タ1505号８頁）。この点、過失の主張は、可能な限りピンポイントに特定すべきことは確かに望ましい。しかし、例えば、不作為による過失を主張する事案において、当該事案の疾病に関する医学的知見や、事案の診療経過上の症状、数値などから、ピンポイントに日時を特定することが必ずしも適切ではない事案もある。一定の時間帯における不作為や一連の作為などを全体として一定の幅をもった過失として主張できる事例（例えば、ある時間から、遅くともある時間までの間に、症状に鑑みて疾病の発症や増悪を疑い検査をして治療すべきであったと主張する場合など）もあり得るものと考えられる。なお、このような幅のある過失については、その期間の全てが注意義務の前提となる事実を満たしている必要があるとの指摘もある（「最新裁判実務体系第２巻　医療訴訟」・福田剛久ら編・148頁）。

なお、医療機関への民事責任を追及する場合には、医療機関と患者との間に締結された診療契約の債務不履行に基づく債務不履行責任を問う場合と、一般不法行為に基づく不法行為責任を問う場合が考えられる。前者は、診療契約を準委任契約（民法656条）であると解した上で、当該医療行為が債務の履行にあたって受任者としての善管注意義務（民法644条）に違反したか否かが問題となる。後者では、不法行為の要件たる過失における注意義務は、「善良な管理者の注意」を欠くことをいうとされている。そのため、民事責任の追及に当たっていずれの責任構成を採用したとしても、注意義務に関する考え方は変わらないものと理解される（「医療訴訟の実務」・髙橋譲編著・291～292頁）。実務上は、訴状における法的責任構成には債務不履行責任及び不法行為責任のいずれも主張することが一般的と考えられる。

（2）医療水準

ア　最高裁における医療水準論の確立

そもそも、医療行為は、身体に侵襲を伴うものである上、その効果は常に一律均等なものでなく、確実な結果が得られることは保障されない。患者の体質や既往症等の要因によっても医療行為の結果が変わりうる。また、患者は怪我や病気を抱えており、そもそも医療行為が実施されなくとも悪結果を生じることが前提とされることが多い。そのため、患者に対して悪しき結果（後遺障害や死亡など）が生じたとしても、そのことをもって当該医療行為について注意義務違反があるとはいえない。

また、医療行為には、必ずしも決まった正解があるわけではなく、医師ら医療従事者は、患者の病状の変化に即して、その有する専門的な知識・技能・経験に基づいて、どのような医療行為を実施するのかについて判断することが要求されている。そのため、医療行為には一定の幅があり、特定の医療行為をしたこと又はしなかったことが、一義的に注意義務違反となるものではない。

このように、医療事件における注意義務については、交通事故などにおけるそれとは異なる判断構造が求められるところ、以下のとおり、最高裁は「医療水準」を注意義務の基準として提示した。

すなわち、医療事件における注意義務について、「いやしくも人の生命及び健康を管理する業務（医業）に従事する者は、その業務の性質に照らし、危険防止のために実験上必要とされる最善の注意義務を要求される。」（最判昭和36年２月16日民集15巻２号244頁・輸血梅毒事件）として、患者との診療契約に基づく注意義務について、通常の善管注意義務よりも更に高度な「最善の注意義務」を設定した。そして、ここでいう「最善の注意義務」を具体化したものとして、いわゆる日赤高山未熟児網膜症事件において、「診療当時のいわゆる臨床医学の実践における医療水準」がその注意義務の内容をなすものと判示した（最判昭和57年３月30日判時1039号66頁）。これにより、医療機関の注意義務の内容及びその違反の有無については、「医療水準」を基準として判断することとされた。

イ　医療水準の判断要素及び判断枠組み

　では、具体的に、「医療水準」をどのような要素及び枠組みにおいて判断するのか。

　この点に関して、いわゆる未熟児網膜症姫路日赤事件（最判平成７年６月９日民集49巻６号1499頁）は、「当該医療機関の性格、所在地域の医療環境の特性等の諸般の事情を考慮すべきであり、右の事情を捨象して、すべての医療機関について診療契約に基づき要求される医療水準を一律に解するのは相当でない。」と判示している。医療機関の性格は、大学病院から個人病院まで、また地域の基幹病院・救急対応病院であったり専門病院であったりと幅広い。地域特性としても、大学病院を含めた規模の大きい医療機関が集中する都市部と、比較的大規模病院が少ない地方都市などでは、医療を提供する環境にも差異が存在する。そのため、医療機関に課せられる医療水準を考えるにあたっては、すべての医療機関に対して画一的に注意義務を課すことはできず、当該医療機関が置かれた具体的な医療環境を判断の要素とする必要があるとされている。

　また、同判例では「新規の治療法に関する知見が当該医療機関と類似の特性を備えた医療機関に相当程度普及しており、当該医療機関において右知見を有することを期待することが相当と認められる場合には、特段の事情が存しない限り、右知見は右医療機関にとっての医療水準である。」とも判示している。これは上述した具体的な医療環境を前提とした上で、そのような環境における医療機関において、一般的に求められる医療行為として普及し、かつ、その実施が期待できるような医学的知見であれば、当該医療行為についての知見は医療水準となりうるとの判断枠組みが示されている。

さらに、医療現場では、慣行的に行われている医療行為がある。このような場合について、判例は、「医療水準は、医師の注意義務の基準（規範）となるものであるから、平均的医師が現に行っている医療慣行とは必ずしも一致するものではなく、医師が医療慣行に従った医療行為を行ったからといって、医療水準に従った注意義務を尽くしたと直ちにいうことはできない。」と指摘しており（最判平成８年１月23日民集50巻１号１頁・ペルカミンS事件）、臨床の現場で実際に行われている医療慣行であることが医療水準となるものではないとされている。

ウ　医療水準の基準時

さらに、医療は常に研究が続けられて進歩しており、ある時点では判明しなかった疾患の機序や治療が、研究を経ることで解明され、臨床現場において治療方法が定着していくことがある。

医療水準は注意義務の内容を決める基準であることから、医療行為当時の医療水準に照らして注意義務違反が問われることになる。そのため、事後に判明した医学的知見が医療水準を構成することはない。

判例も「昭和37年当時の医療水準に照らし必要かつ相当な治療行為であるとして医師の不法行為ないし債務不履行責任は認められないとした原審の判断を是認することができる」（最判昭和61年10月16日判タ624号117頁）として、医療行為当時には広く認識されていなかった医学的知見を医療水準の基礎とすることができないと判断している。

エ　医療水準の主張における考え方

以上の判例の考え方を前提にすると、患者側代理人として理解するべき注意義務に関する基本的な考え方は以下のとおりに整理される。

すなわち、まず、医療機関に対する民事責任の追及を検討するにあたっては、最高裁は「臨床医学の実践としての医療水準」を基準として注意義務及びその違反行為を検討することとしている。そして、基準となる医療水準を考えるにあたっては、医療現場で行われている慣行的な医療行為は基準とならず、「当該医療機関の性格、所在地域の医療環境の特性等」を考慮した上で、当該治療法に関する知見が、「当該医療機関と類似の特性を備えた医療機関に相当程度普及」しているかを勘案し、当該医療機関において当該「知見を有することを期待することが相当」といえるか否かを検討することになる。

このような医療水準は、安全性・有効性が確立している治療法を意味し、学問的に形成された医学水準をさらに医療の実践として普遍化するための研究を経て、専門家レベルでその適用の水準としてほぼ定着したものが必要となると理解される。そして、このような普遍化・定着の程度は、大学病院などの研究機関を伴う病院から、総合病院、一般の診療所と浸透することになるため、当該医療機関の医師と同じ立場の医師に要求される水準が基礎となる（「医療訴訟の現状と将来」・大島眞一・判タ1401号13頁）。

そのため、患者側代理人としては、まず、当該医療機関がどのような地域に存在する、どのような医療機関であるのかに注目することになる。例えば、大学病院・特定機能病院などの高度医療機関であれば、先端的・専門的な知見が医療現場に普及しやすく、高度専門的な医療を期待しやすい。一方で、一般開業医の営む診療所では、広く総合的な医療の提供を旨としていることも多いために、特定分野における高度専門医療は期待しにくい。また、当該知見の普及の程度を考えるにあたっても、例えば当該分野の専門書籍に成書として掲載された知見や当該疾患の診療ガイドラインに掲載された知見であれば、広く専門家レベルでの水準となっているものと考えやすい。他方で、未だ症例報告にとどまる知見や、医学雑誌に論文として掲載されたもののエビデンスが十分でない知見などであれば、研究段階の知見ではあっても、臨床現場において十分に定着したものとはいえないことがある。医療水準は、事案ごとの個別具体的な検討が必要不可欠である。

他方、当該医療機関においては医療水準とまで認めるに足らない場合であっても、それが当該医師又は医療機関の特性の問題であって他の医療機関において医療水準として認められうるものであれば、当該医療機関は適切な医療を実施できる医療機関に対して転送すべき義務が認められることがある（本章第1-1⑷参照）。

また、医療事件の相談においては、当該医療行為から相当に時間が経過しているケースも少なくなく、問題となる医療行為に関する知見が更新され、ガイドラインや添付文書などが改訂されていることも珍しくない。その場合、医療行為当時は判明していない医学的機序や新たな治療方法が確認できることがある。そのため、医療水準を検討するにあたっては、医学的知見の基となる書籍や論文等の発行日を確認し、必ず医療行為当時に広く定着した知見であるといえるかの検討が必要となる。なお、医療水準を考えるにあたっては基礎とし得ない医療行為後の医学的知見であっても、因果関係の検討にあたっては基礎とし得るため、主張を検討する場合には峻別しつつ収集をするべきである。

（3）注意義務違反

ア　作為型（医原病型）と不作為型（疾病悪化型）

注意義務の内容が定まると、次に注意義務違反となる医療行為を特定する必要がある。注意義務違反となる医療行為は、その態様により、作為型と不作為型に分かれる（「医療事故の法律相談」・医療問題弁護団編・31頁）。

作為型は医原病型ともいわれるところ、これは医療行為として行った検査や治療などに起因して、患者に疾病や傷害が生じ、または増悪した場合を指す。典型的には手術の際の手技の誤りや投薬治療の誤りなどが考えられる。

作為型においては、上述の医療水準を基準として、当該医療行為を行うべきではなかったといえる場合や、当該医療行為の方法・態様が不適切であった場合などに、医療水準を逸脱した医療行為として注意義務違反とされうることになる。他方で、医療行為においては、必ずしも治療が奏功することの保証はなく、また当該医療行為から避けられない悪しき結果が一定程度発生しうる場合（合併症）があり得るため、そのような場合では、注意義務違反は認められないことに注意する必要がある。

次に、不作為型は疾病悪化型ともいわれ、問診・検査が不十分なために誤診や見落としが生じて、適時に適切な医療行為がなされず、当該患者の疾病等が悪化した場合を指す。典型的には、癌の誤診や疾病の増悪の見落としなどが考えられる。

不作為型においても、医療水準を基準としつつ、必要な診察や検査が尽くされなかったといえる場合や、臨床所見・画像所見を見落とし又は誤診したといえる場合、経過観察が不十分なために治療が遅滞した場合などに、医療水準の逸脱による注意義務違反が考えられる。

イ　注意義務違反の主張例

注意義務違反を患者側代理人として主張する場合の考え方は事案によって大きく異なるものの、以下において遭遇する悩ましい二つの類型を挙げておきたい。

㋐　手技ミス

まず、作為型の類型として、手技上の過失（手技ミス）がある。手術等においてどのような方法で医療行為を実施すれば当該結果の発生を回避できたかが争点となり、原告において、当該事案ではどのような手技があるべきものであり（注意義務）、執刀医がそのような手技を行わなかったこと（注意義務違反）を主張立証しなければならない。近年では手術ビデオが撮影されて証拠開示される例が増えつつあるものの、そもそも密室である手術室で行われる手術では、実際には、どのような手技がどのような状況において行われたかを示す客観的証拠が乏しい。また、医学文献などでは当該手技について術式の解説がなされていることは目にするが、詳細かつ具体的な手技の流れまで記載されていることは少ない上、当該事案の手術経過においてこれを当てはめ、執刀医の手技が標準的な手技レベルを下回ることを立証するためのハードルは高い。

このような手技上の過失については、例えば東京地方裁判所の医療集中部では、①悪しき結果が生じたこと、及び、当該悪しき結果があるべき手技を取っていれば生じないことを具体的に主張するとともに、あるべき手技を取っていれば悪しき結果が生じないことを裏付ける医学文献等を提出することを求める場合があること、②被告（医療機関側）の協力が得られる場合にはどのような部位にどのような順番でどのような手技を行ったかを図示してもらった上で原告（患者側）に注意義務違反の特定をさせること、などの訴訟指揮の例が紹介されている（「医療訴訟の審理運営について」・桃崎剛・判タ1505号７頁）。また、原告（患者側）において、当該医師があるべき手技を行わなかったことを立証することが困難な場合には、事案によっては、あるべき手技を取れば患者に生じた結果が生じないことを主張立証することによって、当該医師があるべき手技を行わなかったことを主張立証に代えることができる場合も考えられる、とも示唆されている（「東京地裁医療集中部20年を迎えてその到達点と課題⑵」・判タ1497号25頁）。

患者側代理人としては、手技上の過失は特に立証ハードルが高いことを十分に認識して挑まなければならない。当該手技に関する医学的知見を十分に収集した上で、当該事案の経過を細やかに分析し、当該手技のいつの時点で、どのような手技を取るべきであったのか、手術の経過・各種データも踏まえてそのような手技を取っていれば結果回避可能性があったことを丁寧に主張立証する必要がある。また、そのような主張にあっては、当該執刀医の手技が標準的な手技レベルを下回る（単に不適切・不足というのみでは足りない）ことの立証が必要であることは十分に意識する必要がある。医学的知見を臨床へ落とし込む作業であり、協力医などの協力を得ていくことも有益である。

(イ)　観察義務違反（見落とし）

また、不作為型の類型として、観察義務違反（見落とし）がある。時間の経過とともに次第に悪化していく病状の患者に対して、ある一定時期において特定の治療をしなければならないにもかかわらず、そのような治療をしなかったことが患者に生じた死亡等の悪結果を生じさせたものと主張する場合などが一つの例である。

不作為型の観察義務違反においては、患者側は、患者の疾患に対するあるべき治療過程に関する医学的知見を前提として、患者にどのような所見が確認された場合に、どのような治療をしなければならなかったか（注意義務）を主張立証する必要がある。

その主張に際しては、患者の臨床所見として感得された症状、検査所見として現れた数値、CTやMRIなどの画像検査において読影された所見と診断結果などに基づいて、具体的な根拠をもって、いつの時点で治療義務が発生したかを具体的に特定する必要がある。

特に不作為型では複数の医療行為が検討の対象となるが、具体的な主張の対象は結果回避可能性を有する医療行為でなければならないことからすれば、因果の流れが結果に近接している（結果に近く行われた）医療行為から検討し、注意義務として課すべき医療行為を特定していくことが必要となる。また、複数の過失が検討される場合の特定に関する一般論は本章第1-1(1)のとおりであるが、特に不作為型の過失であれば、Aという検査がなされた場合にはBという検査結果を感得することができ、その場合にはCという疾患であると診断することができるので、Eという治療を実施することにより、患者の死亡等の悪結果を回避できたということがありうる。この場合、Aという検査を行わなかった過失、Cという疾患であることを見落としたことの過失、Eという治療を行わなかった過失など、複数の過失が想定される。しかし、これらについては、Aという検査が行われなかった以上は、Bという検査結果を確認できないからCという診断は不可能であり、Cという診断が出来なければEという治療もできないという関係にあるから、Aという検査を行わなかった過失のみが問題となり、以降の診断や治療は因果の流れと位置付けて主張すべきことになる（「最新裁判実務体系第2巻　医療訴訟」・福田剛久ら編・148〜149頁）。一方で、不作為型の事例におけるピンポイントの過失の特定ができない場合であっても、一定の幅のある過失の主張が必要となりうることは本章第1-1⑴のとおりである。

（4）転医義務

ア　転医義務の根拠

近年、医師及び医療機関は専門化・専門分化が進んでいる。そのため、自らの専門分野でない疾患への診療に当たらなければならない場合、当該医療機関において専門外である医学的知見を有していない場合や検査・治療が技術的にできない場合が想定される。一方で、医療機関には医師法19条1項に基づく応召義務が課されており、患者の診療の求めに対して正当な事由がなければこれを拒むことが許されない。その結果、自らの専門外の疾患や検査・治療の態勢が十分でない場合でも、患者の診療に当たらなければならない事態があり得る。

上述した医療水準についての判例においては「当該医療機関の性格、所在地域の医療環境の特性等の諸般の事情を考慮すべき」とされているところ、このような医師及び医療機関の専門性についても、医療水準を判断する場合の要素の一つとなる。そして、医師の専門性や技術的な制約があり、当該疾患に対する診療に必要な知見や技術を有することを期待できない場合には、当該医療機関においては医療水準の逸脱が認められず、結果、法的な責任が認められないことがあり得る。

しかしながら、専門分野の違いや技術的な制約により、当該疾患に対する適切な診療ができない場合であっても、医療機関は、患者に対する「最善の注意義務」を負っている。そうすると、専門外または技術的な制約のある症例では、そもそも当該医療機関において漫然と診療を行うべきではない。自らが患者に対する適切な診療ができないと判断した場合には、患者が適切な医療を受けられるよう、診療が可能な医療機関に対する転医を患者に対して説明し、患者を転送しなければならない。これは医療機関に課される「最善の注意義務」の内容の一つを成す。そのため、当該疾患等に対する治療についての医療水準が認められない場合であっても、転医義務を果たさなかった場合には、医療機関には法的な責任が認められることがあり得る（「医療訴訟の実務」・髙橋譲編著・325頁）。

転医義務は、医療法１条の４第３項、療担規則16条においても、明文化されている。また、上述した未熟児網膜症姫路日赤事件（最判平成７年６月９日民集49巻６号1499頁）では、「履行補助者である医師等が右知見を有しなかったために、右医療機関が右治療法を実施せず、又は実施可能な他の医療機関に転医をさせるなど適切な措置を採らなかったために患者に損害を与えた場合には、当該医療機関は、診療契約に基づく債務不履行責任を負うものというべきである。また、新規の治療法実施のための技術・設備等についても同様であって、当該医療機関が予算上の制約等の事情によりその実施のための技術・設備等を有しない場合には、右医療機関は、これを有する他の医療機関に転医をさせるなど適切な措置を採るべき義務がある。」と判示し、専門外等により又は技術・設備等の制約によって医療水準に則った治療が実施できない場合には、医療機関は、患者を適切な医療が実施できる医療機関へ転医させる義務があると認定している。

イ　転医義務の内容

上記の判例によれば、診療の対象となる疾患が専門外である場合や、技術・設備等の制約のために当該医療機関では適切な診療が困難な場合において、医療機関は、患者を適切に転医させる義務が課されることとなる。ただし、このような転医義務の前提としては、転送が現実に可能である医療機関において、当該疾患に対する治療が可能であることが医療水準に照らして認められる必要がある。

また、一般開業医に対する総合病院への転医義務を論じた最判平成15年11月11日民集57巻10号1466頁は、当該医師において患者の病名が特定できなくとも、検査及び治療の面で適切に対応できない「重大で緊急性のある病気」の可能性を認識しえた場合には、直ちに「高度な医療を施すことができる適切な医療機関に転送し、適切な医療を受けさせる義務がある」と判断している。病名の特定が不能であっても、当該医療機関における適切な診療が困難であるとの認識が生じ得る場合に転医義務を認めている点が参考となる。

一方で、転医義務が適切に履行されたか否かという視点では、単に他の医療機関に転送したことのみでは、転医義務が果たされたとはいえない。当該患者を適切に診療することの可能な医療機関に対して、安全に搬送し、また必要な情報提供を行うなど、速やかに適切な診療を受けられるよう配慮することが求められる（名古屋地判昭和59年７月12日判時1145号94頁、名古屋高判平成４年11月26日判時1474号79頁）。

ウ　転医義務の主張における考え方

以上からすれば、当該医療機関について、当該疾患の治療の懈怠等について過失があると主張する場合に、医療水準に照らして過失を認め難いとしても、患者側代理人としては、転医義務の主張が可能か否かを考えるべき事案がある。特に一般開業医を相手方にする場合などでは、当該医師の専門性や医療施設の問題などから医療水準の主張立証にハードルを生じることがある。そのような場合であっても、例えば近隣に高度専門医療機関である大学病院などがあり、具体的に転医が可能であって医療水準に照らして治療をすることが期待できる場合には、当該医療機関に対する転医義務違反を主張立証することがあり得る。

そして、先に述べた最判平成15年11月11日民集57巻10号1466頁の考え方に基づけば、転医義務の発生には、特定の病気の可能性まで判断できない場合であっても、自らが検査及び治療の面で適切に対処することができない何らかの重大で緊急性のある病気の可能性を疑うことで足りるとされていることを踏まえて主張を組み立てることが重要である（「医療訴訟の実務」・髙橋譲編著・330頁）。また、その場合の「重大で緊急性のある病気」を見落とさないための知見については、高度医療機関とほぼ同程度の医療水準が期待されていることが前提となる（「医療事故の法律相談」・医療問題弁護団編・43頁）。

（5）説明義務

ア　説明義務の根拠

医療機関の行った医療行為について、医療水準を逸脱した過失がなかったとしても、医療機関が患者に対して治療において必要な情報を提供せず、治療行為についての患者の自己決定権が侵害された場合には、医療機関は、説明義務に違反したものとして法的な責任を負う場合がある。

そもそも、患者は、自らの治療を自ら選択し、また医師ら医療従事者から提示された医療行為に対する同意または拒否をする権利としての、自己決定権を有している。そして、そのような患者の自己決定権を行使する前提として、医療機関から患者に対し、当該治療を受けるか否かを決定するために必要十分な情報が提供される必要がある。一方で、医療機関は患者との間で診療契約を締結しているところ、診療契約は準委任契約であるから、受任者である医療機関は、委任者である患者に対して準委任契約に基づく報告義務を負っている（民法656条が準用する同法645条）。そのため、患者の自己決定権の前提となる情報について、医療機関は、患者に対して説明義務を果たさなければならず、説明が不十分な場合には、医療機関は診療契約上の債務不履行責任を負うことになる。

イ　説明義務の内容

医療事件において説明義務が問題となるのは、治療方法の選択に関する場合が多いとされている（「医療訴訟の実務」・髙橋譲編著・311頁～）。

この点に対する代表的な判例としては、最判平成13年11月27日民集55巻６号1154号がある。この事件は、乳がんに対する胸筋温存乳房切除術が実施された患者が、乳房温存療法について十分な説明を受けておらず、説明があったならば乳房を残すためにそちらを選択したと主張して、意に沿わない治療を受けたことの損害賠償を請求した事案である。

まず、判例は、「医師は、患者の疾患の治療のために手術を実施するに当たっては、診療契約に基づき、特別の事情のない限り、患者に対し、当該疾患の診断（病名と病状）、実施予定の手術の内容、手術に付随する危険性、他に選択可能な治療方法があれば、その内容と利害得失、予後などについて説明すべき義務がある。」と判示し、医療機関が患者に対して負う一般的な説明義務の範囲について明らかにしている。

一方で、同判例は、「実施予定の療法は医療水準として確立したものであるが、他の療法が医療水準として未確立のものである場合には、医師は後者について常に説明義務を負うと解することはできない。とはいえ、このような未確立の療法ではあっても、医師が説明義務を負うと解される場合があることも否定できない。少なくとも、当該療法が少なからぬ医療機関において実施されており、相当数の実施例があり、これを実施した医師の間で積極的な評価もされているものについては、患者が当該療法の適応である可能性があり、かつ、患者が当該療法の自己への適応の有無、実施可能性について強い関心を有していることを医師が知った場合などにおいては、たとえ医師自身が当該療法（術式）について消極的な評価をしており、自らはそれを実施する意思を有していないときであっても、なお、患者に対して、医師の知っている範囲で、当該療法の内容、適応可能性やそれを受けた場合の利害得失、当該療法を実施している医療機関の名称や所在などを説明すべき義務がある」とも判示している。

この点、説明義務の内容を考えるにあたっても、本章第1-1⑵において述べた医療水準が注意義務の基準となることは変わらない。すなわち、医療機関の性格、所在地域の医療環境の特性等を考慮した上で、当該治療法に関する知見が類似の特性を備えた医療機関への普及の程度を勘案しつつ、当該知見を有することが期待できるか否かを検討することになる。そのため、乳房温存療法は当時の医療水準として未確立であったため、本来は、説明義務違反とはなり得ないこととなる。しかしながら、同判例は、相応の実績と評価がなされている治療方法について患者が強い関心を有していると知った医療機関においては、患者が希望して当該治療を選択することも自己決定として尊重しなければならず、この説明を怠ったことを理由として医療機関の説明義務違反を認定している。そのため、説明義務の範囲を考えるにあたっては、医療水準として確立されていない場合であっても、一定の要件の下で説明義務の内容をなすことによって、医療機関の注意義務違反が認められる場合があることに留意が必要である（「医療訴訟の実務」・髙橋譲編著・313～314頁、「説明義務、インフォームド・コンセントの課題」・木下正一郎・法律のひろば2023年３月号28頁）。

また、予防的治療に関する判例として、未破裂脳動脈瘤に対するコイル塞栓術の実施における説明が問題となった最判平成18年10月27日集民221号70頁がある。同判例は、「予防的な療法を実施するに当たって、医療水準として確立した療法が複数存在する場合には、その中のある療法を受けるという選択肢と共に、いずれの療法も受けずに保存的に経過を見るという選択肢も存在し、そのいずれを選択するかは、患者自身の生き方や生活の質にも関わるものであるし、また上記選択をするための時間的な余裕もあることから、患者がいずれかの選択肢を選択するかにつき熟慮の上判断することができるように、医師は各療法の違いや経過観察も含めた各選択肢の利害得失について分かりやすく説明することが求められる。」と判示している。

未破裂脳動脈瘤は、破裂すれば出血によって重篤な結果を招くものの、破裂する確率は高くないことも多く、一方で、治療としてのコイル塞栓術は侵襲や神経損傷の可能性は少ないものの、当該治療によって脳梗塞や動脈瘤の破裂を生じる危険もある。判例は、このような治療をした場合としない場合のリスクとベネフィットを考慮して、経過観察を含めた説明を医療機関に求めており、説明義務の内容を検討するに際して参考となる（「医療訴訟の実務」・髙橋譲編著・315〜316頁）。

ウ　説明義務の主張における考え方

判例における説明義務については、まず、当該事案で求められる医療水準の範囲において、疾患の病状と予後、予定している医療行為の目的と内容、その効果と必要性、医療行為に伴う危険性、他の代替的治療の有無など、当該治療を受けるか否かを判断するために必要な情報を提供することが求められているものと理解される。

一方で、判例は、患者が重視する情報であることを医師が知り、または知ることができた場合には、説明義務を負う範囲を拡げる考え方を示しており、またリスクとベネフィットを患者が判断することを尊重しようとするものと理解される。これは、患者の主観的具体的状況に対応した説明、及び、その説明を受けて判断する機会を重視しており、患者の自己決定が実質的に可能であったかを検討しつつ、患者の自己決定権の実質的保障がなされているかによって説明義務の内容を画する考え方を示しているとの指摘がなされているところである（「説明義務、インフォームド・コンセントの課題」・木下正一郎・法律のひろば2023年３月号・29～30頁）。

患者側代理人として説明義務の主張を構成するにあたっては、本来的な病状及び治療の内容・方法に関する説明がなされているか否かを十分に検討することが第一義的選択肢となる。治療の内容・方法については、患者の病状や予後に関する説明がきちんとなされていることを前提に、患者に対する当該治療の必要性・有効性・緊急性と、当該治療による危険性や他の治療の選択の有無などを衡量して、患者の自己決定権の行使が実質的に保障されていたかを、きちんと整理する必要がある。

特に、実務上は、一見すると侵襲的検査や手術治療などの事前説明用紙が整えられ、患者の署名がされているため、患者はリスクを認識して同意の上でこれらの施術を受けたかのごとき外観が存する場合が多い。しかしながら、当該書面は定型的な書式である場合が多く、具体的に説明した内容が当該書面の別紙や診療録・看護記録などに記載されていることがあるため、診療記録全体の記載から十分な説明がなされたのかを検討する必要がある。また、入院当日や手術当日に説明がされ署名のある場合などは、患者が熟慮して当該施術の要否を判断できる時期の説明がなされておらず、患者の自己決定権が実質的に保障されていないとの主張もあり得る。

（第Ⅳ章第1-1／弁護士　青野博晃）

2　因果関係

（1）因果関係の意義

因果関係とは、特定の結果が特定の事実により生じた関係（原因と結果の関係）にあることをいう。これを細分すると、㋐特定の事実、㋑特定の結果、㋒特定の事実が特定の結果発生を招来する規則性に分けられる。

不法行為、債務不履行を理由とする損害賠償請求が認められるためには、加害（過失）行為、診療契約上の注意義務違反と発生した損害との間に「因果関係」が存在しなければならない。

（2）医療訴訟における因果関係の特徴

ア　過失判断と因果関係判断の牽連性

医療事件における責任判断では、診療経過の認定を基礎に、医学的評価、法的評価を加えるという構造をとる。

この法的責任評価の検討では、生じた結果から遡って、最終的にどの時点の不適切な行為を過失として設定するかが重要である。医療事故が発生した場合、不適切な医療行為が複数存在することも多いが、不適切な各行為がないことで結果を回避し得たか、各行為と結果との因果関係がどの程度の蓋然性をもって認められそうかを、時間的要素を考慮に入れて後方視的に検討し、過失行為を特定する必要がある。これに対し、過失の有無の判断は前方視的判断である。

このように過失と因果関係の判断は相互に関連し、結果回避可能性の有無、程度の評価は、両者に関わってくる。一般に、なされた診療行為の危険性の度合が高い場合（作為の場合）、なすべき診療行為の有効性の度合が高い場合（不作為の場合）、患者の当該死傷結果の回避可能性が高まり、過失の程度が高まる。また、これと連動して当該過失行為と結果との因果関係も認められやすくなる。

イ　医学的機序

医療事件では、「機序」という概念も用いられる。医学的機序は、事実的な因果関係について、医学的知見、経験則を基に、患者に生じた悪しき結果がどのようなメカニズムによって発生したのかを説明する概念である。

因果関係判断の基礎になるもので、例えば、最判昭和50年10月24日民集29巻９号1417頁（後記ルンバール事件）においては、ルンバール（腰椎穿刺）の不適切な実施により患者の脳圧に過度の刺激が加わって脆弱な血管を損傷し、脳出血が発生したため、嘔吐、痙攣等の発作が発生し、知能障害、運動障害等の後遺症を残存したという機序が主張された。

不作為の場合には、例えば、手術後に縫合不全が生じ、腹膜炎を発症したが、適切な治療を行わなかったために、全身状態が悪化して死亡したという機序を主張することが考えられる。

医療事件における調査、訴訟においては、一般的な医学的機序を前提にした上で、当該案件でどのような具体的医学的機序が想定されるかを検討し、説得的に提示することが重要である。その意味で、当該事案、医療分野に関する医学的知見の十分な理解が必要である。この医学的機序の検討が不十分であると、訴訟を提起しても因果関係はもちろん、過失の存在についても十分な心証が得られない結果となりかねない。

ウ　医療行為に関する因果関係判断の困難性

医療分野の因果関係においては、①病気・傷害等の存在により既に患者の身体、生命を損なう結果に向けた因果の流れが進行していること、②当該因果の流れが身体内部で進行しており、医学上未解明の部分も多いことから、患者に発生した悪しき結果の原因行為の特定、当該原因行為が患者の生命、身体に与えた効果・影響を明らかにすることが困難な状況にある。

さらに、③証拠資料・その解明能力が医師側に偏在すること、④診療記録にすべての事象が記録されるわけではなく、医療機関による診療行為の懈怠によって病状が不明である場合も多いこと、⑤医療事件では医師の不作為を注意義務違反として主張する場合も多く、その場合、仮定により推測された診療行為の有効性やその転帰の立証は困難であること等も、医療事件において因果関係の立証が困難な理由としてあげられている。

（3）因果関係の立証責任の軽減方法

ア　立証責任軽減の法理

このような因果関係の証明の困難性、救済の必要性に鑑み、医療訴訟における立証責任の軽減の必要性が多くの論者で共有されている。その方法として、証明度の引下げ（優越的蓋然性説を主張する見解として、「証明度をめぐる諸問題」・伊藤眞・判タ1098号4頁）、確率的心証論（裁判官の心証の度合いに応じ、例えば60％確かである心証があれば、損害額の60％を認容すべきとするもの。東京地判昭和45年6月29日判時615号38頁）等が主張されているが、現実の訴訟では一般的に採用されているとはいえない状況である。すなわち、本章第1-2(5)のとおり、医療訴訟において、因果関係の証明は、原告側（患者側）がその真実性について「高度の蓋然性」を証明することを要する。

ただし、一連の最高裁判例は、健全な社会通念、経験則に照らした因果関係、過失の推定を行っていると評価されている。

裁判官が心証を形成する過程で、経験則を利用して、ある事実から他の事実を事実上推認することを「事実上の推定」といい、そのような推定において利用される経験則がかなり高度の蓋然性をもつ場合、前提事実の証明をもって推定事実の心証も一挙に証明度に近づくとみてよく、このような事実上の推定を「一応の推定」という（「新民事訴訟法［第6版］」・新堂幸司・619～620頁・令和3年）。

このような一応の推定の例として、同書は、皮下注射の後、その部位が腫脹して疼痛を伴うようになった事実から、注射の際に医師に何らかの不注意・不手際があったと推認することを挙げている。

このような一応の推定がなされると、ある前提事実が存在する場合に、特段の事情が認められない限り、因果関係があるとの心証を裁判官が抱くため、被告側（医療機関側）で当該経験則の適用を排除する「特段の事情」を積極的に証明（反証）しないと責任を負わされてしまうことになる（「不法行為法Ⅰ［第２版]」・潮見佳男・320～321、375頁)。なお、過失について一応の推定を採用した例と評価されるものとして、最判昭和32年５月10日民集11巻５号715頁等がある。

イ　保護法益の転換による救済アプローチ

他方、医療機関側の過失行為と患者の生命、身体の侵害結果との間に因果関係が認められない場合に、これとは別の権利・利益を取り上げて、その侵害に対する救済を求める方向性がある。

昭和50年代から、下級審裁判例が適切な医療を受ける「期待権侵害」、「延命利益の侵害」、「治療機会の喪失」を理由に慰謝料を認める判決を出し（東京地判昭和51年２月９日判タ338号278頁、福岡地判昭和52年３月29日判時867号90頁)、学説上もこれらを積極的に支持する見解が次第に有力となった。

これらの権利主張が認められるに至った背景には、患者の自己決定権の重要性が社会的に浸透してきたことがある。また、理論的には、診療契約によって医師の負担する債務が手段債務であり、医師には危険防止のための「最善の注意義務」を求められていることから（最判昭和36年２月16日民集15巻２号244頁・輸血梅毒事件)、医師がそのような債務の真摯な履行を怠った場合には、発生した悪しき結果とは独立の損害が患者に生じ賠償の対象となると考えられる。

このような意味において、期待権侵害論は、医療現場にあって法的に保護されるべき期待とは何であるかを問う機能を有し、患者の権利を育む母胎としての機能を果たしてきた（「因果関係」・安東宏三・「専門訴訟体系⑴［医療訴訟]」41～42頁、「延命利益、期待権侵害、治療機会の喪失」・石川寛俊・「新・裁判実務体系１医療過誤訴訟法」288頁)。

こうした裁判実務、学説の積み重ねが、本章第1-2⑹の「相当程度の可能性」侵害を認める最判平成12年９月22日判決民集54巻７号

2574頁につながった。

ウ　立証責任の軽減方法について

これらを踏まえても、現実の裁判では、原告である患者側に課せられる立証責任が厳格に過ぎるように感じる。

医療機関側の注意義務違反が重大な場合や実施されなかった医療行為の有効性が高い場合、医療機関側の義務違反のために前提事実の認定資料が不足する場合等においては、当該患者の病状や疾患の性質等に応じて、上記一応の推定が積極的に認められてよい（「医療過誤訴訟における因果関係の問題」・橋本英史・「新・裁判実務体系１医療過誤訴訟法」230～240頁）。

また、情報を独占する被告医療機関側に事案解明義務を認めることにより、実質的に証明責任を転換することも求められる（前掲新堂482～485、623～624頁）。

死因等結果に至る医学的機序、手技ミス・不作為型過誤の因果関係について、当該事実経過が裁判官による経験則の適用を正当化できるだけの典型性を有することを患者側が主張・立証した場合、医療機関側の積極的・具体的な反論と反証がなされるべきであり、医療機関側から合理的・積極的な立証がなされない場合には原告の立証に証明力が認められるべきであろう（「近年の医療訴訟審理の課題」・大森夏織・法律のひろば2023年３月号16～17頁、前掲潮見377頁、「医療問題弁護団45周年記念企画報告書　東京地裁医療集中部20周年を迎え患者側弁護士からの評価と課題は？」・石川順子・27～28頁、同報告書・五十嵐裕美・39～40頁）。

さらに、責任原因に当たる不作為の損害に対する起因力、寄与度に応じ、責任を割合的に認定する裁判例、あるいは、責任原因と結果との因果関係を全部肯定した上で、損害論において財産損害を割合的に認定したり、財産的損害を補完する慰謝料の算定をする裁判例が出されている。

少なくとも患者の余命期間や労働能力喪失率の差異の認定等にお

いて損害額を算定することが困難な場合には、損害額を割合的に認定することが許容されてよく、割合的な認定が相当でない事案ではこれらの事情を考慮して慰謝料額を算定することで柔軟な解決が可能となる（前掲橋本212～216頁）。

損害の公平な分担という趣旨から、これらの損害の割合的認定、慰謝料の柔軟な算定がより積極的に用いられるべきである。

（4）因果関係の主張立証方法

ア　間接事実、経験則による立証（作為型の因果関係）

原因行為が作為（医原病型）の場合、因果関係の有無は「あれなければこれなし」の条件公式を用いて判断する。

弁論主義のもとでは、医療訴訟における因果関係の立証責任は、権利救済を求める原告側（患者側）にある。具体的には、裏付けとなる当該医療行為に関する診療記録、前医・後医の診療記録、当事者の陳述書・証言、医学的文献、私的意見書、鑑定意見等を証拠提出し、間接事実を積み上げ、経験則を援用して立証する。その際は、どのような事態の経過を辿って最終的な権利侵害の結果に至ったのかを行為時だけではなく、評価時の医学的知見等に照らして、積極的に解明、立証する努力が必要である。

作為型においては、多くの場合、①原因行為である医療行為の特定、②当該医療行為によって当該結果が発生しうる医学的可能性があること（医学的機序）、③当該医療行為と結果発生との時間的近接性、部位の連続性等の事実、④他原因との比較が立証上の主題となる（前掲安東39頁）。

医療過誤訴訟における訴訟上の因果関係のあり方・立証方法等について、最高裁は下記のとおり、判示した。

❶最判昭和50年10月24日民集29巻９号1417頁〔ルンバール事件〕

【事案】化膿性髄膜炎に罹患した３歳の幼児がルンバール（腰椎穿

刺）治療を受けた後、嘔吐、けいれんの発作等（本件発作）を起こし、右半身不全麻痺、知能障害、運動障害等の後遺症を生じた事案。

第１審は、本件ルンバールと患者の後遺症との因果関係を肯定しながら、被告側の過失を否定した。原審は、患者の基礎疾患（化膿性髄膜炎）が影響した可能性もあり、本件発作の原因を判定し難いなどとして、原告の請求を棄却した。

【判旨】「訴訟上の因果関係の立証は、一点の疑義も許されない自然科学的証明ではなく、経験則に照らして全証拠を総合検討し、特定の事実が特定の結果発生を招来した関係を是認しうる高度の蓋然性を証明することであり、その判定は、通常人が疑を差し挟まない程度に真実性の確信を持ちうるものであることを必要とし、かつ、それで足りる」。

「殊に、本件発作は、上告人の病状が一貫して軽快しつつある段階において、本件ルンバール実施後15分ないし20分を経て突然に発生したものであり、他方、化膿性髄膜炎の再燃する蓋然性は通常低いものとされており、当時これが再燃するような特別の事情も認められなかったこと」の事実関係を、上記見地にたって総合検討すると、「他に特段の事情が認められないかぎり、経験則上本件発作とその後の病変の原因は脳出血であり、これが本件ルンバールに困って発生したものというべく、結局、上告人の本件発作及びその後の病変と本件ルンバールとの間に因果関係を肯定するのが相当である。」

本判決は、訴訟における法律上の因果関係の証明が、「一点の疑義も許されない自然科学的証明ではな」く、「帰責判断という価値評価を内包する歴史的事実の証明である」とする実務の伝統的立場を宣明したものと評価されている（「最高裁判例解説民事編昭和50年度」・牧山市治・475～476頁）。

そして、そのような因果関係を、経験則に照らして間接事実から総合的に判断するという手法をとった。

すなわち、①患者が一貫して軽快しつつある段階において、本件ルンバールが実施され、本件発作後の髄液検査所見が本件ルンバール施行前より好転していたこと、②ルンバールは食事の前後を避けて行うのが通例であるところ、本件ルンバールは患者の昼食後20分以内に施行されたこと、看護師が泣き叫ぶ患者の体を固定して、医師が穿刺を行い、何度もやり直したこと、終了まで30分を要したこと、③患者が脆弱な血管の持主で、入院当初から出血性傾向が認められたこと、④本件発作が突然のけいれんを伴う意識混濁で始まり、右半身に強いけいれんと不全麻痺を生じたという臨床所見と脳波所見によれば、脳の異常部位が脳実質の左側にあると判断されること（脳実質左側に病巣がある場合、右半身に異常が現れる）、⑤本件発作後、医師が発作の原因を脳出血によるものと判断して治療をしたこと、⑥化膿性髄膜炎の再燃する蓋然性は通常低く、当時患者の化膿性髄膜炎が再燃するような特別事情が認められなかったこと等の原審認定の事実に加え、⑦特に本件ルンバール実施後15分ないし20分を経て突然に発作が発生したことを重視して、本件ルンバール→脳出血→本件発作とその後の病変という因果関係を認めた。

また、本判決は、因果関係の証明の程度は、これを是認しうる「高度の蓋然性」を「通常人が疑を差し挟まない程度に」真実性の確信を持ちうる程度に立証する必要があり、それで足りると判示した。この証明の程度の問題については、後記(5)で詳述する。

イ　重要な間接事実の分類

訴訟上の因果関係を立証する際に主張立証すべき間接事実は、以下のように分類できる。

(ア)　不適切な医療行為

ここにいう「不手際」は、医療行為に客観的に不満足な点があるか否かであり、過失とされるか否かは問わない。不手際の重大性を主張立証するほど、因果関係が認定され易くなる。

例えば、上記ルンバール事件において、前記①、②の事実は、本件ルンバールに脳出血の原因となるような不手際が存在したことを推認させる事情である。

(イ)　時間的接着性

作為型の因果関係の判断において、重要なポイントとなる。例えば、ルンバール事件判決は、上記のとおり、ルンバール実施後15分ないし20分を経て突然に発作が生じたことと他原因の発生可能性が低いことを重視して、他に特段の事情が認められない限り、経験則上、本件発作とその後の病変の原因は脳出血であり、ルンバールによって発生したものであると判断した。

(ウ)　一般的統計的因果関係

同種の医療行為により、同種の結果が発生する一般的、統計的可能性はどの程度あるのかということである。例えば、最判昭和44年２月６日民集23巻２号195頁（水虫放射線障害事件）は、レントゲン照射と皮膚癌の発生との間に統計上の因果関係があること等の事情を総合して、前者が後者の主要な原因であると認めた。

一般的統計的可能性（救命率・治癒率、後遺障害の発生頻度、一般的な後遺障害の程度）は、不作為型の因果関係の判断において、重要なポイントとなる。他方、作為型の因果関係においては、当該作為と当該結果発生との間に現象面での連続性が存在することを証明することができれば、客観的、統計的な結果発生の確率が低くても、因果関係は一般に否定されない。

(エ)　医療行為の量と結果発生率

医療行為の量が多ければ当該結果発生率が高まり、医療行為が存在しないとき、量が少ないときは結果発生率が低くなる関係にあるかということである。例えば、薬剤の投与量が多いほど、当該薬剤の効能・効果及び副作用の発生率を高めるのが通常である。

(オ)　医療行為の内容と結果発生率

当該医療行為の前後に、他の同種ないし異種の医療行為を施した際、何らかの反応が認められたかどうかである。

(カ)　医療行為と生体反応の生物学的関連

医療行為を原因と考えた場合、作用機構が臨床上医学的に矛盾なく説明できるかどうかであり、例えば、ルンバール事件では、脳の異常部位が脳実質の左側にあると判断されることと患者の右半身に異常が現れたことが整合性を有すると考えられた。このような医学的関連性、作用機構は、前述した医学的機序と相当部分が重なる。

これらについては、当該分野の基本的医学文献の他、ガイドライン、医薬品等の添付文書、臨床試験、当該事例と同様の経過を示す症例報告等により立証する。

(キ)　他原因の不存在

当該結果発生の可能性を有する他の原因の介入する余地がどのくらいあるかということであり、医療機関側から、当該悪しき結果は、患者の他の疾患、あるいは前医・後医による診療行為により生じたなどと主張される。

ルンバール事件では、医療機関側は、患者に発生した発作とその後の障害は患者の基礎疾患である化膿性髄膜炎の再燃によると反論した。

この他、患者の特異体質、不可抗力が医療機関側から主張されることがある。

ウ　判例における事実認定の検討

以下の最高裁判例でも、ルンバール事件判決と同様に、間接事実、経験則を用いた事実認定がなされている。

❷最判平成９年２月25日民集51巻２号502頁〔顆粒球減少症事件〕

【事案】患者が風邪で約４週間、毎日のように開業医を受診し、多種類の風邪薬を投与された後、顆粒球減少症（白血球のうち好中球が正常範囲以下に減少する）に罹患して死亡した事案。

本症の兆候は、開業医が同症を念頭に置いて問診・検査を実施していないため、４月12日発生の発疹しかないが、開業医は同発疹出現時にこれを見落とした。

原審は、鑑定に依拠して、被告らが投与した多種類の薬剤のうち、本症発症時期に最も近接した時期に投与されたネオマイゾンが唯一単独の起因剤であり、本症発症日を４月13日から14日朝である（急性の劇症型に近い）と認定し、検査義務違反、経過観察義務違反と死亡との間にいずれも因果関係が認められないとした。

【判旨】最高裁は、原審の上記認定はいずれも経験則に違反したものと判断した。

すなわち、①被告開業医が本症の副作用を有する多種の薬剤を約４週間にわたり患者に投与してきたこと、②遅くとも４月12日には患者に発疹が生じたこと、③遅くとも同月14日には患者に本症が発症していたことを裏付ける血液検査の結果があること、④本症の発症に伴い発疹を生ずることがあること、⑤患者に投与された薬剤の相互作用によっても本症が発症し得ること、などの原審認定事実によれば、患者の本症の原因は開業医が患者に投与した薬剤のうちの一つであること又はその複数の相互作用であること及び患者は遅くとも発疹が生じた４月12日には本症を発症していたことが真実の高度の蓋然性をもって証明されたものというべきである。

本件鑑定は「医学の分野における一つの仮説を述べたにとどまり」、「訴訟上の証明の見地からみれば」決定的な証拠資料ということはできない。

本判決は、上記判旨引用の事実関係を総合的に観察して、訴訟上の証明という見地からは、本症の副作用を有する多種多量の薬剤を長期間投与してきた以上、常に起因剤を厳密に特定する必要はないなどと判示した。

その上で、原審が依拠した鑑定について、㋐起因剤の認定では、本件鑑定は複数の薬剤の相互作用により本症が発症する蓋然性を否定するものではなく、個々の症例において本症の原因薬剤を決定することが困難なことが多い旨の医学文献があること、㋑発症日の認定では、本症の発症を確認し得る検査所見、症候がないのは、医師が同症特有の症状の有無に意識的に注意を払った問診、診察をしなかった結果にすぎず、発熱の経緯からは慢性型の本症が重症化した可能性を否定できないこと等を理由に、これらを認定する際の決定的な証拠資料ということはできないとした。

❸最判平成11年３月23日判タ1003号158頁〔脳神経減圧術事件〕

【事案】顔面けいれんの根治術である脳神経減圧手術（開頭の上、顔面神経を圧迫している脳動脈等を剥離する）を受けた後間もなく手術部位の近傍部等に脳内血腫を生じ、患者が死亡した事案。

第１審及び第２審は、手術操作中の誤りがあったことを積極的に認めるに足りる証拠がないとして、医師らの責任を否定した。

【判旨】患者の健康状態、本件手術の内容と操作部位、本件手術と患者の病変との時間的近接性、神経減圧術から起こり得る術後合併症の内容と患者の症状、血腫等の病変部位等の諸事実は、「通常人をして、本件手術後間もなく発生した患者の小脳内出血等は、本件手術中の何らかの操作上の誤りに起因するのではないかとの疑いを強く抱かせるもの」というべきである。

結局、原審は、本件手術操作の誤り以外の原因による脳内出血の可能性が否定できないことをもって、患者の脳内血腫が本件手術中の操作上の誤りに起因するのではないかとの強い疑いを生じさせる諸事実等を軽視し、上告人ら（患者遺族）に対し、本件手術中における具体的な脳べラ操作の誤りや手術器具による血管の損傷の事実の具体的な立証までをも必要であるかのように判示しているのであって、患者の血腫の原因の認定に当たり前記の諸事実の評価を誤ったものというべきである。

以上によれば、本件手術の施行とその後の患者の脳内血腫の発生との関連性を疑うべき事情が認められる本件においては、他の原因による血腫発生も考えられないではないという極めて低い可能性があることをもって、本件手術の操作上に誤りがあったものと推認することはできない。

本件で、最高裁は、㋐患者の健康状態について、顔面けいれんは生命に危険を及ぼすような病気ではなく、高血圧症など本件手術中に脳内出血を起こす素因があることを確認されていなかったこと、㋑本件手術の内容と操作部位について、本件手術は、小脳半球を開排し、後頭蓋窩深部の脳動脈に触れる手術であるため、慎重な操作が要求され、生命に関わる小脳内血腫を引き起こす可能性が指摘されていること、㋒本件手術と患者の病変との時間的近接性について、患者が術後間もなく小脳内血腫を起こし、翌日には小脳ヘルニアが認められたこと、㋓本件手術から起こり得る術後合併症の内容と患者の症状について、術後合併症として、本件患者に生じた小脳内血腫等を引き起こす可能性が指摘されていること、㋔血腫等の病変部位について、血腫が手術部位周囲にも存在し、手術操作を行った側の小脳右半球に異常が強く現れていること、㋕他原因として主張された高血圧性脳内出血について、それが小脳に発生する確率は約1割程度にすぎず、遺体の病理解剖によっても、患者の小脳内血腫の原因となる動脈瘤等の所見は認められないこと等の事実を認定して、本件手術中の何らかの操作上の誤りにより脳内血腫が生じたことを推認して、因果関係を認めた。

エ　不作為の因果関係について

不作為（病状悪化型）の不法行為についても、その立証方法は作為の場合と基本的に同様である（最判平成11年２月25日民集53巻２号235頁・肝がん事件判決）。

不作為の因果関係が作為型の因果関係と異なる特徴は、もし回避義務が尽くされて適切な診療行為がなされた場合という仮定の事象として因果の流れを推測して、その結果を回避することができる蓋然性を判断する点である。あり得た通常の経過を探るという思考上の実験を行うことが必要になるため、作為型と比べて、事案に即した判断の具体性が希薄化し、規範的、評価的要素が大きくなる(「最高裁判例解説民事編平成11年度」・八木一洋・143〜144頁)。また、仮定する適切な診療行為の内容は、患者側が特定して主張する必要がある。

このため、作為の因果関係に比べて、立証の困難性が高くなり、これを救済する必要性が高くなる。

不作為の因果関係においては、多くの場合、①症状悪化による結果発生の医学的可能性（医学的機序)、②本来行われるべき診療行為、③当該治療行為が実施された場合における被害回避の可能性（治療の有効性、救命率・治癒率等）等が、立証上の主題となる(前掲安東39頁)。

その際、疾病の種類によっては医学統計が乏しい場合も多いため、患者側代理人としては、診療記録等による症状・検査結果の経過を基礎に、検査、治療の必要性・有効性に関する医学的知見（成書、論文、症例報告等)、同種裁判例をできる限り積み上げて立証する努力が必要となる。

❹最判平成11年2月25日民集53巻2号235頁〔肝がん事件〕

【事案】肝硬変の診断を受けた患者が、約3年間、多数回にわたり、肝臓病専門医の診療を受けたが、同医師がその間定期的兆候検査を実施せず、肝細胞癌を見落としたために、死亡した事案。

原審は、医師が同検査を行っていれば、患者死亡の約6か月前ころまでには、肝細胞癌を発見した高度の蓋然性があり、外科的切除等が実施されていたら、長期にわたる延命につながる可能性が高かったが、「いつの時点でどのような癌を発見することができたかなどの不確定要素に照らすとどの程度の延命が期待できたかは確認できない」として、医師の過失等と患者の死亡との間の相当因果関係を否定した。ただし、患者が適切な治療を受ける機会、延命の可能性を奪われたことを認め、慰謝料300万円の限度で請求を認容した。

【判旨】ルンバール事件判決の因果関係に関する判示部分を引用した上で、「経験則に照らして統計資料その他の医学的知見に関するものを含む全証拠を総合的に検討し、医師の不作為が患者の当該時点における死亡を招来したこと、換言すると、医師が注意義務を尽くして診療行為を行っていたならば患者がその死亡の時点においてなお生存したであろうことを是認しうる高度の蓋然性が証明されれば、医師の右不作為と患者の死亡との因果関係は肯定される」。

患者が上記「時点の後いかほどの期間生存し得たかは、主に得べかりし利益その他の損害の額の算定に当たって考慮されるべき事由であり、前記因果関係の存否に関する判断を直ちに左右するものではない。」

原審の判断の趣旨は、患者の肝細胞癌が遅くとも死亡の６か月前に発見されていたならば、以後当時の医療水準に応じた通常の診療行為を受けることにより、同人は死亡した時点でなお生存していたことを是認し得る高度の蓋然性を認められるというにある。

「肝細胞癌に対する治療の有効性が認められないというのであればともかく、このような事情の存在しない本件においては」、医師の注意義務違反と患者の死亡との間には因果関係が存在するものというべきである。

本判決は、因果関係において立証すべき死亡結果（終点）について、「特定の時点における死亡」との因果関係を検討することで足りるとした。具体的には、平均余命まで又は相当長期間生存したことを立証する必要はないということである。

患者が適切な診療行為を受けていたら、㋐ある特定の時点で生存していたといえるか、㋑どの程度の期間生存し得たか、については、前者の方が回答が容易であるから、このような結果の具体的（限定的）な把握は、高度の蓋然性の証明度を実質的に軽減することを意味する（前掲八木150頁）。また、権利侵害と損害の問題を区別して、上記㋐は権利侵害の要件と捉え、㋑の生命の存続期間の長短は賠償されるべき「損害」の量等の問題として考慮すべきことを明らかにした点で（前掲八木147～149頁）、理論的にも重要な判決である。

そして、このように結果を具体的に把握すべき点は、作為義務違反においても異ならないと解される（「医療訴訟の現状と将来」・大島眞一・判タ1401号59頁）。

また、本判決は、不作為型の因果関係において、当該疾患に対する「治療の有効性」に関する知見、統計資料が重要な意味を有することを示唆している。

❺最判平成８年１月23日民集50巻１号１頁〔ペルカミンＳ事件〕

【事案】 虫垂炎に罹患した少年が腰椎麻酔（ペルカミンＳ）を使用した虫垂切除手術中に心停止に陥り、重大な脳機能低下症が残った事案。

原審は、患者が低血圧による低酸素症状態になっていたところに、虫垂根部に対する機械的刺激を機縁として迷走神経反射が起こって、徐脈、急激な血圧降下に陥ったものと認定した。また、上記麻酔剤の添付文書には、麻酔注入後一定時間、２分間隔で血圧測定すべきことが記載されていたが、医師が５分ごとの血圧測定を指示したことについて過失を否定し、原告らの請求を棄却した。

【判旨】 医師が医薬品を使用するに当たって医薬品の添付文書に記載された使用上の注意事項に従わず、それによって医療事故が発生した場合には、これに従わなかったことにつき特段の合理的理由がない限り、当該医師の過失が推定される。本件では、被告医師が医療水準に基づいた注意義務を尽くしたものとはいえない。

午後４時40分の時点で血圧が測定された後は、午後４時44、45分ころ患者の異常に気付くまで血圧は測定されなかったところ、患者は午後４時40分直後から血圧低下の傾向にあったため、低酸素症の状態になっていたというのであるから、２分間隔で血圧を測定していたとしても、患者の血圧低下、及びそれによる低酸素症の症状を発見し得なかったとは到底いい得ない。「２分間隔で血圧を測定しなかったという医師の注意義務の懈怠により生じた午後４時40分から45分にかけての血圧値の推移の不明確を当の医師にではなく患者の不利益に期すことは条理にも反する」。また、患者の血圧低下を発見していれば、医師もこれに対する措置を採らないまま手術を続行することはなかったはずであり、そうであれば迷走神経反射、徐脈、急激な血圧降下等の発生を防ぎ得たはずである。

したがって、医師には、２分ごとの血圧測定を行わなかった過失があり、この過失と患者の脳機能低下症発症との間の因果関係を肯定せざるを得ない。

本件では、麻酔事故という類型であるためか、上記理由によりあっさりと因果関係を認めている。上告理由において、代理人は、盲腸の手術（虫垂切除術）で、死亡とか重い脳障害が発生した時には、医療行為に何か問題があったと一応考え、原因を調査すべきであり、その場合には当該結果を発生させる蓋然性の最も高い原因をまず念頭において検討し、説明が可能であればそれによって発生したと考えて一向に構わないと主張した。

医療訴訟では、特に医療行為の不作為を問題とする場合に、医療機関側の検査・様子観察の懈怠により、患者の病状の推移を明らかにすることが困難な場合も多い。前掲❷の顆粒球減少症事件判決の他、本判決の判示部分を引用するなどした上で、判明している事実経過、医学的知見、経験則に基づく合理的な推認を提示することが必要である。

❻最判平成13年６月８日判タ1073号145頁〔手術後細菌感染事件〕

【事案】両手に重い外傷を受けた患者が形成手術を受けたが、その後に緑膿菌等に感染していることが判明し、約１か月半後に呼吸不全から心停止に至り、死亡した。

医師は、第１回目の手術後13日目である８月30日に細菌検査を実施し、検出された緑膿菌に対し感受性の認められた抗生剤の投与を開始した。原告らは、細菌感染症に対する適切な予防措置を怠り、細菌検査を長期間行わず、感染していた緑膿菌に有効な抗生剤を投与しなかったなどの注意義務違反を主張した。

第１審は、第１回目の形成手術時の洗浄、消毒等を十分に行わなかった注意義務違反等と患者の死亡との間の相当因果関係を認めた。

原審は、本件患者の死因は、細菌毒素性脳症、敗血症性ショック症候群であり、起炎菌は緑膿菌であると認定したが、８月30日まで創部の細菌検査を行わなかったことについて不適切な処置とはいえないなどとして、原告らの請求を棄却した。

【判旨】本判決は、①受傷時の本件患者の創が著しく汚染された状態であったこと、②手術翌日大量の黄色の浸出液が認められ、③抗生剤が投与されている状態下で手術後１週間経過しても発熱が継続するなど、細菌感染を疑わせる状態が出現していたこと等を根拠に、現実に細菌検査を行った時点より前に、創の細菌感染を疑い、細菌検査を行い、その結果を踏まえて、感染細菌に感受性の強い適切な抗生物質の投与などの細菌感染症に対する予防措置を講ずべき注意義務があったと認定した。

その上で、因果関係について、患者の敗血症の原因となった緑膿菌感染は、９月26日の有茎植皮術において生じたとは考えにくく、抗生剤によって症状が抑えられていたものの８月に既に感染していた緑膿菌が耐性を持って再び活動し始めた可能性があることがうかがわれるのであって、本件において、本件病院の医師が、8月30日より前の時点において、創の細菌感染を疑い、細菌感染症による重篤な結果を回避すべく、上記感染細菌に対する感受性の強い適切な抗生物質の投与などの予防措置を講じていれば、患者が本件死亡時点においてなお生存していた蓋然性を直ちに否定することはできないと判断した。

本判決は、8月30日まで細菌感染を疑わせる膿状のものや刺激臭が現れておらず、9月6日にいったん緑膿菌感染による症状が消失したことについて、上記①〜③の事実関係を重視して、患者が敗血症となる原因となった緑膿菌は8月時点で既に感染していた可能性が高いと推認したものと考えられる。

また、不作為型の因果関係において仮定される適切な診療行為について、現実に細菌検査を実施した時点より「前の時点において」細菌感染症に対する予防措置を講じていればという判断枠組みを採っており、具体的な時期を特定していないことが注目される。

（5）因果関係の立証の程度（高度の蓋然性）

前記(4)のとおり、訴訟上の因果関係の証明度については、「高度の蓋然性」の証明を要し、その判定は「通常人が疑を差し挟まない程度に真実性の確信を持ちうるものであることを必要とし、かつ、それで足りる」（ルンバール事件判決）。

上記高度の蓋然性を認めるに足りる心証の程度は、裁判官の心証度にすると、およそ80％程度確かである状態を指すと考えられている（前掲潮見371頁）。

ただし、事実審裁判官の姿勢としては、「通常人が疑を差し挟まない程度」という判示部分を重視すべきであり、国民の視点から、その疑義にこだわって当該事実の存在を否定することが正義に反すると映るであろうような場合には、高度の蓋然性を肯定して差し支えないと指摘されている（「ジュリスト増刊[判例から学ぶ]民事事実認定」・伊藤眞・15頁）。

不作為型における蓋然性の評価においては、医学上の統計資料による治癒率、救命率が重要であり、「救命率が70ないし80％を超えるか否か」が訴訟において蓋然性を認定する重要な資料と考えられている（「医療訴訟の実務［第2版］」・髙橋譲編著・606頁）。例えば、東京地判平成5年6月14日判時1498号89頁は、重症急性膵炎の救命率が約70％であることを根拠に被告医師の過失と患者の死亡との相当因果関係を認めた。名古屋地判平成27年9月18日（ウエストロー・ジャパン）は、統計資料上の累積生存率5年77.5％、6年71.7％、7年64.4％等に照らし、6年の限度で高度の蓋然性のある生存期間と認めるのが相当と判断した。ただし、救命率イコール蓋然性でないことに注意すべきであり、救命率に言及しないまま因果関係を判断する下級審裁判例も多い。

具体的には、がんの見落とし事例であれば、同様の背景因子、進行度を有する患者の各年の生存率を用いて、70〜80％を超える年限まで生存できた高度の蓋然性を主張する。また、前記肝がん事件判決を引用して、見落とし後具体的死亡時点までの期間が例えば2年であれば、2年生存率が70〜80％を超えることを根拠に、見落としがなければ当該患者が現実に死亡した2年後の時点で生存していた高度の蓋然性があると主張する。がんの生存率については、がん情報センター等が複数の統計資料を提示している。肝がんについては、全国レベルで実施される全国原発性肝癌追跡調査報告書が2年毎に刊行されている。

統計資料の数値だけでは高度の蓋然性を満たさない場合でも、上記のとおり、それだけで因果関係が認められないと判断されるべきでなく（前掲橋本208、222頁）、さらに、前記(4)イに挙げたような間接事実や証拠を積み上げ、また一応の推定も援用し、全証拠を総合考慮すれば、通常人による疑いを入れない程度の証明がなされていることを主張する。医師の不作為による認定資料の不足が生じた場合で、かつ不作為が重なって生存可能性が減少していったケースについては、そのような医師の義務違反により患者が不利益を受けることの不当性を主張し、一連の診療行為の全体を総合して評価すべきことを主張するべきである。

高度の蓋然性が認められない場合でも、後記(6)のとおり「相当程度の可能性」の侵害が認められる場合は権利救済されるが、同法理出現後の高度の蓋然性の認定のあり方について、下記最判が注目される。

❼最判平成21年3月27日判タ1294号70頁〔複数麻酔薬投与事件〕

【事案】全身麻酔（プロポフォール）と局所麻酔（塩酸メピバカイン）を併用した人工骨頭置換術実施中に、65歳の患者が血圧低下、心停止により死亡した事案。

原審は、局所麻酔薬の投与量を減らしたとしても、その程度は麻酔担当医の裁量に属するものであり、その減量により本件心停止及び死亡の結果を回避することができたという資料もなく、また、速やかに心臓マッサージが開始されたとしても、死亡の結果を回避することができたといえる資料もない。したがって、患者の死亡を回避するに足る具体的注意義務の内容を確定することは困難であるとして、患者の死亡についての不法行為責任を否定した。ただし、局所麻酔薬の投与量をある程度減らしていた場合、速やかな蘇生措置が施された場合には、患者の死亡を回避し、延命を得た可能性が相当程度あるとして、同可能性侵害による損害賠償責任を認めた。

【判旨】塩酸メピバカインを成人に対する通常の用量の最高限度を投与したこと、プロポフォールを成人に対する投与速度で持続投与し、その間、患者の血圧が低下し、執刀開始時以降は少量の昇圧剤では血圧が回復しない状態となったにもかかわらず、投与速度を減じず、その速度が能書に記載された成人に対する通常の使用例を超えていた事実から、麻酔科医師には、患者の死を避けるために各麻酔薬の投与量を調整すべきであったのにこれを怠った過失が認められ、その結果、患者の血圧が急激に低下し、それに引き続いて心停止、死亡という機序をたどったのであるから、当該過失と患者の死亡との間には相当因果関係があると認めた。

医師の裁量について、本件において、麻酔医が各麻酔薬の「投与量を適切に調整したとしても患者の死亡という結果を避けられなかったというような事情はうかがわれないのであるから」、その「投与量をどの程度減らすかについて医師の裁量にゆだねられる部分があったとしても、そのことが上記結論を左右するものではない」。

本判決は、麻酔医・手術医の過失と結果発生との因果関係を「一応の推定」により認めたものであり、投与した麻酔剤の作用により予想される典型的な転帰をたどったことを根拠に、他に特段の事情が認められない限り、その過失と結果の発生との間には相当因果関係があると推認するのが相当であると判断した札幌地判平成14年6月14日判タ1126号211頁と同様の構成をとったと理解されている(「民事判例研究第38回」・円谷峻・法律のひろば2010年1月号62頁)。

また、本判決からは、死亡との因果関係ある過失の評価・検討を厳密に行うことなく、安易に救済法理である「相当程度の可能性」侵害論に赴いてはいけないという含意を受け止めるべきと評価されている。すなわち、裁判官が、因果関係の証明における高度の蓋然性証明のハードルを高いものと意識するために、それよりも証明レベルが低くても足りる「相当程度の可能性」論に赴くことがあり得るが、本判決は、原審の認定した上記事実関係により、「原審における証明のレベルをもって高度の蓋然性証明ありと判断してよいことを示している」といえる(「麻酔薬投与の過誤と患者の死亡との間の因果関係」・加藤新太郎・判タ1312号50頁)。

（6）「相当程度の可能性」侵害論

ア　相当程度の可能性の侵害論の位置づけ

因果関係の判断において、上記「高度の蓋然性」が認められない場合であっても、下記のとおり「相当程度の可能性」の侵害が認められる場合、医療機関や医療従事者は当該行為により生じた損害を賠償する責任を負う。

❽最判平成12年9月22日判決民集54巻7号2574頁〔心筋梗塞事件〕

【事案】狭心症発作を生じた患者が、上背部痛等を訴えて、夜間救急外来を受診したが、医師は急性膵炎に対する薬の点滴を実施した。患者は同点滴中に致死的不整脈を生じ、容態が急変して死亡した。

原審は、患者が適切な医療を受ける機会を不当に奪われ、精神的苦痛を被ったと認め、慰謝料200万円の限度で請求を一部認容した。

【判旨】最高裁は、「医療水準にかなった医療行為が行われていたならば患者がその死亡の時点においてなお生存していた相当程度の可能性の存在が証明されるときは、医師は、患者に対し、不法行為による損害を賠償する責任を負う」と判示し、その根拠として、「生命を維持することは人にとって最も基本的な利益」であって、その可能性は「法によって保護されるべき利益」であると位置づけた。

原審は、以上と同旨の法解釈に基づいて、被告医師の不法行為の成立を認めた上、その不法行為によって患者が受けた精神的苦痛に対し慰謝料支払の義務があるとしたもので、原審の判断は正当である。

本判決（以下、本項において「平成12年最判」という）は、従来期待権等といわれていた被害法益の内容を上記相当程度の可能性として具体化したものと理解されている（「最高裁判例解説民事編平成12年度（下）」・杉原則彦・863頁）。

法益としての上記「可能性」は、医療水準にかなった医療行為が行われていた場合の奏功可能性を指しており、因果関係の存在における証明度とは概念を異にするが、実質的に両者は連続し、当該「可能性の程度」の立証は、まず死傷結果との因果関係を証明するために行われ、その証明ができない場合に、「相当程度の可能性」の存在の証明があるかという判断がされることになる（「生存についての相当程度の可能性・期待権侵害」・中村さとみ・『最新裁判実務体系　第2巻　医療訴訟』655～656頁）。この意味で、本判決の法理は、肝がん事件判決によっても因果関係の立証が困難な場合に、原告側を救済するものと評価されている（「『相当程度の可能性侵害論』をめぐる実務的論点」・志村由貴・ジュリスト1344号67頁）。

イ　重大な後遺症への適用

❾最判平成15年11月11日民集57巻10号1466頁〔急性脳症事件〕

【事案】頭痛、発熱等を訴えて通院していた小学6年生の患者が、原因不明の急性脳症を発症したが、医師は他の医療機関に転送しなかったため、原告に重篤な脳障害が残存した。

原審は、医師の転送義務を否定し、原告の後遺障害との間の因果関係についても否定した。また、急性脳症の予後が一般に重篤であり、統計上、完全回復率が22.2％であること、早期診断・治療によりどの程度予後が改善されたかについての統計もないこと等を理由に、早期転送によって原告の後遺症を防止できた相当程度の可能性も認めることはできないとした。

【判旨】本件医師には「急性脳症等を含む重大で緊急性のある病気に対しても適切に対処し得る、高度な医療機器による精密検査及び入院加療等が可能な医療機関へ上告人を転送し、適切な治療を受けさせるべき義務があった」ものであり、同義務を怠った過失がある。

適時に適切な医療機関への転送が行われ、同医療機関において適切な医療行為を受けていたならば、「患者に上記重大な後遺症が残らなかった相当程度の可能性の存在が証明されるときは」、医師は上記可能性を侵害されたことによる損害を賠償すべき責任を負う。

相当程度の可能性の存否は、転送すべき時点における患者の具体的な症状に即して、適切な検査、治療を受けた場合の可能性の程度を検討すべきであり、生存者中、37％に中枢神経後遺症が残らなかったこと、完全回復率が22.2％であり、残りの77.8％には原告のような重大な後遺症が残らなかった軽症の者も含まれている等の統計数値はむしろ相当程度の可能性をうかがわせる事情というべきである。

本判決は、平成12年最判の法理が患者に重大な後遺障害が残った場合にも適用されることを明らかにした。ただし、同判決の事案は相当重度の後遺障害（身体障害者等級１級で日常生活全般に常時介護を要し、精神発達年齢２歳前後）が発生した事例であり、どの程度の後遺症まで同判決の射程が及ぶかについては示されてない。

その後の下級審では、左大腿切断（青森地裁八戸支部平成18年10月２日判タ1244号250頁）、両眼の失明（大阪地判平成19年11月21日判タ1265号263頁）、左肺の全部摘出（仙台高判平成20年８月28日LLI／DB判例秘書登載）、脳梗塞後の片麻痺と言語障害（福岡地判平成24年３月27日判時2157号68頁）等について「重大な後遺症」と認めて、「相当程度の可能性」の侵害を認めている。

ウ　「相当程度の可能性」における生存可能性の程度、証明

平成12年最判では、生存確率が20％以下であるとの鑑定意見を基に、相当程度の可能性を認めているため、救命可能性が20％以下であっても、相当程度の可能性を認めることができると考えられている。

また、実際の訴訟においては、医療水準を下回る診療がされた場合には、通常「相当程度の可能性」の侵害が事実上推認され、医師の側から同可能性がなかったことを主張立証することになると解されている（前掲杉原864頁）。

他方で、そのような「相当程度の可能性」の存在について、過失ある行為との間の因果関係を認定する必要があるとする見解も有力であり（「相当程度の可能性法理の展開とリスク発生型不法行為」・米村滋人・『民事責任法のフロンティア』514頁）、その場合は、理論的には高度の蓋然性による証明が必要となる（「医療訴訟の審理運営について」・桃崎剛・判タ1505号９頁）。

原告側が訴状段階で、高度の蓋然性があることを主張している場合に、訴訟が進行した段階で、相当程度の可能性があることを予備的に主張するか否かについては、生命侵害の主張には相当程度の可能性侵害の主張が予備的に含まれているとみるべき場合が多いと考えられるものの（前掲中村657頁）、訴訟物が異なるため、判決において判断するためにはその主張が必要であるとの見解もある（前掲桃崎９頁）。このため、裁判所の釈明、心証開示を考慮しつつ、予備的に主張しておくべき事案もあると思われる。

⑩最判平成16年１月15日裁判集民213号229頁〔スキルス胃がん事件〕

【事案】患者は喉が詰まる感じ、嘔吐等を訴えて開業医を受診し、胃内視鏡検査を受けた。胃の内部には大量の食物残渣があり、十分に観察することができなかったが、同医師は、再検査を実施せず、経過観察を指示した。患者は総合病院で３か月後にCT検査等を受けてスキルス胃がんと診断されたが、骨に転移して手遅れの状態であり、４か月後に死亡した。

１審、２審とも、医師に再検査を実施しなかった過失があると認めたが、患者を救命できた相当程度の可能性までは認められないとした。

【判旨】最高裁は、平成12年最判の法理が診療契約上の債務不履行責任についても同様に適用されることを認めた上で、「適時に適切な検査を行うことによって病変が発見され、当該病変に対して早期に適切な治療等の医療行為が行われていたならば、患者がその死亡の時点においてなお生存していた相当程度の可能性の存在が証明されるときには、医師は、患者が上記可能性を侵害されたことによって被った損害を賠償すべき診療契約上の債務不履行責任を負う」とした。

本件では、上記検査時点で再検査を行っていれば、患者に延命の可能性があったこと、医師が実施すべき再検査を行わなかったため、同時点における患者の病状は不明であるが、「病状が進行した後に治療を開始するよりも、疾病に対する診療の開始が早期であればあるほど良好な治療効果を得ることができるのが通常であ」ることを根拠に、その時点における病状及び当時の医療水準に応じた適切な治療が開始されていれば、特段の事情がない限り、患者が「実際に受けた治療よりも良好な治療効果が得られたものと認めるのが合理的である」。

患者の「病状等に照らして、化学療法等が奏功する可能性がなかったというのであればともかく、そのような事情の存在がうかがわれない本件では」、相当程度の可能性があったものと認めた。

本件は、患者の救命率が何％であったのかは明らかになっていないが、医師が適切な再検査を実施していれば、患者が延命できた可能性があった事案である。本判決は、がんという疾患の性質、懈怠された化学療法等の有効性から、診療の開始が早期であればあるほど良好な効果が得られるのが通常であるとの経験則に基づき、実際に治療が開始される約３か月前に適切な治療を開始していれば、実際に受けた治療より良好な結果が得られた相当程度の可能性があるとの「事実上の推認」を働かせて、相当程度の可能性の存在を認めた。

本判決の示した判断枠組みにより、相当程度の可能性の立証はかなり容易になったと評価されている。

エ　「相当程度の可能性」侵害論の問題点

平成12年最判は、慰謝料200万円等を認容した原審に対する上告を棄却したものであるため、慰謝料としてより高額の請求が認められるべきか、慰謝料以外の損害の賠償が認められるかについては、判断を示しておらず、残された問題であるとされていたが（前掲杉原865頁）、その後の下級審では、相当程度の可能性が認められる場合、慰謝料のみを認容することで概ね確立している。

また、慰謝料の額については、かなりの幅があり、高額な慰謝料が認められる背景には保護法益たる可能性自体の金銭的評価に対する考慮も働いていると解されているが（前掲志村・74頁）、現状では低額にとどまっている裁判例も多い（詳細は本章第1-3⑵イを参照されたい。）。

しかし、生存可能性が70ないし80％を若干下回るからといって、数百万円の慰謝料のみの認定とすることは、高度の蓋然性が認められた場合との乖離が大きく、損害の公平な分担とはいえないと考えられる。慰謝料のみならず逸失利益を含めて割合的な損害額を認定する、慰謝料の算定において患者の収入、生活状況を補完的に考慮するなどして、可能性の程度にあった「相当な損害額」を認定するべきである（「医療訴訟の因果関係論　Ⅱ患者側代理人からみた因果関係論」・松井菜採・「専門訴訟講座④医療訴訟［第２版］」378頁）。

また、近時、裁判所が本来因果関係を肯定すべき事案についてまでその認定を回避し、相当程度の可能性侵害による慰謝料の認容にとどめる傾向を強く感じると指摘されている（「医療紛争に関する最高裁判例」・細川大輔・法律のひろば2023年３月号９～10頁）。

「相当程度の可能性」が認められたことを契機に、従来であれば「高度の蓋然性」を認めていた事案について同理論の適用範囲を拡張し、医療訴訟において、医師の過失と死亡等の結果との因果関係の存在の立証を医学的レベルで厳格に要求することは、本末転倒である（前掲石川寛俊ほか105頁、「医師民事責任の構造と立証責任」・平野哲郎・241～244頁）。

前記⑸に記載したとおり、患者側代理人としては、因果関係において「高度の蓋然性」が認められるべき事案について、裁判官が安易に「相当程度の可能性」の認定に流れないよう、一連の最高裁判例が示した因果関係の認定の枠組みを援用して、丹念な間接事実、経験則の積み重ね等により、高度の蓋然性の立証を目指すべきであろう。

オ　期待権侵害

平成12年最判後、相当程度の可能性も認められない場合でも、「適切な医療行為を受ける利益」を侵害されたことを理由とする損害賠償請求が認められるかについては、下記最判平成17年12月８日判タ1202号249頁によりその可能性が示唆されていたが、最判平成23年２月25日判タ1344号110頁により、限定的であるが認められることが明らかにされた。

⓫最判平成17年12月８日判タ1202号249頁〔脳梗塞事件〕

【事案】拘置所勾留中に脳梗塞を起こした患者が転送先で緊急開頭減圧手術を受けたが、重大な後遺症が残った。

第１審は、拘置所職員らが転医させる義務に反したため、患者は血栓溶解療法を受ける機会を失ったとして、慰謝料100万円を認めたが、原審は原告の請求を棄却した。

【判旨】最高裁は、原告に重大な後遺症が残らなかった相当程度の可能性が証明されたとはいえないとして、医師の転送義務違反を理由とする国家賠償請求は理由がないと判断した。

これに対し、医師に転送義務違反があり、患者は「医療水準にかなった適切な検査、治療等の医療行為を受ける利益」を侵害されたのであるから、医師は精神的損害を賠償する責任があるとする反対意見がある。また、同意見を踏まえて、そのような利益侵害を理由とする損害賠償責任を認めるべき場合があるとしても、「著しく不適切不十分な場合に限るべき」とする補足意見、「医療行為の名に値しないような例外的な場合には」期待権侵害を理由とする損害賠償責任を認める余地がないとはいえないとする補足意見が付された。

⓬最判平成23年２月25日判タ1344号110頁〔下肢深部静脈血栓症事件〕

【事案】左脛骨高原骨折による骨接合術等を受けた患者が、約９年経過後、手術後左足の腫れが続いていることを訴えたが、整形外科医はレントゲン検査を実施しただけで特別の措置を講じなかった。患者は、その後、大学病院において、深部静脈血栓症などと診断された。

原審は、症状の原因が分からないままその時点においてなし得る治療や指導を受けられない状況に置かれ、精神的損害を被ったなどと判断して、原告の請求を慰謝料300万円の限度で認容した。

【判旨】本件医療行為が著しく不適切なものであったということができないことは明らかである。「患者が適切な医療行為を受けることができなかった場合に、医師が、患者に対して、適切な医療行為を受ける期待権の侵害のみを理由とする不法行為責任を負うことがあるか否かは、当該医療行為が著しく不適切なものである事案について検討し得るにとどまるべきものであるところ、本件は、そのような事案とはいえない。」

本判決は、上記「期待権侵害」のみを理由とする不法行為責任が認められることはありうるが、それは、「当該医療行為が著しく不適切なものである事案について検討しうるにとどまる」と判示した。

本判決により、因果関係の主張は、実質的には、①「高度の蓋然性」が存在する、②「高度の蓋然性」は認められないが、「相当程度の可能性」が存在する、③「相当程度の可能性」も認められないが、「期待権の侵害」が存在するという3段階構造をとることになったと捉えることができる。

訴訟提起段階で相当程度の可能性が否定された場合を想定して期待権侵害を主張することは少ないと考えられるが、両者は法益を異にすることから、時期に後れた攻撃防御方法と主張される可能性も考慮して、事案や進行に応じて予備的に主張することも検討されるべきであろう。

平成23年最判後の期待権侵害に関する下級審裁判例の動向については、本章第1-3(2)ウを参照されたい。

（第Ⅳ章第1-2／弁護士　田畑俊治）

3　損害

(1)　損害についての主張・立証

ア　損害とは

損害とは、権利侵害により被害者に発生した不利益のことをいい、金銭賠償が原則である（民法417条、同722条1項）。

損害に関する伝統的な理解は、「もし加害原因がなかったとしたならばあるべき利益状態と、加害がなされた現在の利益状態との差」（「債権総論〔新版〕」・於保不二雄・135頁）であると解しており、差額説と呼ばれている。判例も、基本的には差額説に立っている（最判昭和42年11月10日民集21巻9号2352頁）。

もっとも、差額説を厳格に貫くと、後遺障害が存在していても、事故の前後により収入が変わらない場合には、逸失利益が存在しないこととなるなど、不都合が生じるケースもある。

この点について、最判昭和56年12月22日民集35巻9号1350頁は、差額説を貫くことによる不都合を是正する判断を示した。すなわち、同最判は、後遺障害が存在するが収入面では不利益が生じていない被害者であっても、被害者自身が労働能力低下による収入の減少を回復すべく特別の努力をしなければ収入が減少していたと認められる場合や、労働能力喪失の程度が軽微であっても、現に従事し又は将来従事すべき職業の性質に照らして特に昇級、昇任、転職等に際して不利益な取扱を受ける可能性がある場合などの特段の事情があるときは、後遺症に起因する労働能力低下に基づく財産上の損害が認められると判示した。

イ　医療過誤事件における損害賠償請求

人身損害の損害論は、主として交通事故と労災事故により発展してきた。同じく人身損害の発生が問題となる医療事件において、損害額の算定は、交通事故における損害額の算定方法に準じて行われることが多い（「医療訴訟の審理運営方針（改訂版）」・東京地方裁判所医療訴訟対策委員会・判タ1389号11頁、「医療訴訟の審理運営について」・桃崎剛・判タ1505号９頁）。

交通事故の分野では、損害を財産的損害と精神的損害（非財産的損害）に分け、前者をさらに積極損害（治療費、付添費用、通院交通費、葬祭費等）と消極損害（休業損害、逸失利益）に分け、個別の損害項目を積み上げて全体の損害金額を算定する方法がとられている。その具体的な算定基準は、公益財団法人日弁連交通事故相談センター東京支部編『民事交通事故訴訟・損害賠償額算定基準』（いわゆる「赤い本」）や、公益財団法人日弁連交通事故相談センター編『交通事故損害額算定基準』（いわゆる「青い本」）に記載されている。

医療事件においても、上記の基準を参照しながら、損害金額を算定している。もっとも、医療事件は、もともと患者が一定の疾患を有しているのが通常である点や、患者と医療機関との間の信頼関係に基づき、診療契約を締結している点など、偶発的に生じる交通事故案件とは背景事情が異なる。そのため、交通事故事件とは異なった視点から、損害項目を立てたり、損害額を算定することが必要である（本章第1-3⑶参照）。

ウ　損害項目と立証方法

(ア)　一般的な損害項目

医療事件で、通常請求する損害項目は以下のとおりである。

患者が入院したのか・通院のみなのか、患者が死亡しているのか・後遺障害が残存しているのか・治癒しているのか等の個別事情に照らして、事案に応じて必要な損害項目を積み上げ、損害金額を確定することになる。

a　財産的損害

(a)　積極損害

治療費、付添費用、入院雑費、通院交通費・宿泊費、装具・器具等購入費、葬儀関係費用、損害賠償請求関係費用（診断書・文書料等）、後見等関係費用（請求のために成年後見開始申立が必要となった場合の費用等）、弁護士費用

(b)　消極損害

休業損害、後遺症による逸失利益、死亡による逸失利益

b　精神的損害

死亡慰謝料、入通院慰謝料、後遺症慰謝料、近親者慰謝料

以下、交通事故事案とは違った考慮や工夫を必要とする項目として、後遺障害の評価と、治療費について取り上げる。

(イ)　後遺障害の評価

a　後遺障害の認定評価

後遺障害とは、「傷害が治ったとき身体に存する障害をいう」（自賠法施行令2条1項2号）。また、傷病が「治ったとき」とは、「症状が固定」したときをいい、一般的には、傷病に対して行われる医学上一般に承認された治療方法をもってしてもその効果が期待し得ない状態（療養の終了）で、かつ残存する症状が自然的経過によって到達すると認められる最終の状態（症状の固定）に達したときをいう（「『交通事故』実務入門」・羽成守編著・104頁）。

後遺障害の評価について、交通事故賠償実務では、公的災害補償

制度である労災補償における認定基準に基づいてなされている。

労災補償の認定基準は、昭和51年に「労災補償障害認定必携」という書物として労働福祉共済会（現・労災サポートセンター）から発刊され、基準改定と共に改訂され現在に至っている。障害の程度に応じて、第１級から第14級に分類され、等級ごとに慰謝料金額と労働能力喪失率が定められている。また、交通事故賠償実務における後遺障害の認定例については、上記赤い本や青い本にも詳しく紹介されている。

医療事件においても、後遺障害の評価にあたっては、労災補償の認定基準や交通事故賠償実務の認定基準を参考に判断することとなる。

もっとも、医療事件では、労災補償や交通事故では想定されないような後遺症が生じる場合も多い。このように後遺障害別等級表に明記されていない後遺障害が生じた場合は、実際に生じた被害がどの等級と同程度なのかを検討した上で、その被害内容や程度についての主張立証を尽くし、当該等級相当の後遺障害が存在することを前提として損害請求することになる（コントラスト感度という視機能が低下した被害について、後遺障害別等級表に記載はないものの、後遺障害等級12級又は14級相当の後遺障害であると認めた裁判例として、大阪地判平成10年９月28日判時1682号78頁、大阪地判平成14年８月28日判タ1144号224頁）。

b　後遺障害診断書の作成

後遺障害が残存している場合、立証資料として、医師に後遺障害診断書を作成してもらうこととなる。

交通事故事案の自賠責保険の後遺障害診断書のようなひな形は存在しないため、基本的には、各医療機関の診断書を用いて作成する。もっとも、特に整形外科領域の後遺障害が残った事案など、交通事故による負傷と被害内容が重なる場合は、自賠責保険の後遺障害診断書のひな形をそのまま用いることや、ひな形をベースに改変した内容を用いることも有用である。

後遺障害診断書の内容については、医師に一任するのではなく、被害の主張立証との関係で記載が必要と考えられる項目について検討し、事前に医師に伝えておくことが有用である。医療事件では、交通事故事件に比べて、患者に生じた被害がどのような医学的機序をたどって生じたものなのか、複雑かつ難解であることも多い。そこで、患者の被害状況や程度（後遺障害該当性）の記載だけでなく、その被害が生じた医学的機序に関係する記載も依頼してみるなどの工夫も考えられる。その記載内容によっては、「後遺障害診断書」ではなく、「意見書」という形が適する場合もある。

㈢　過失ある医療行為に関する治療費用

交通事故事件では想定されないが、医療事件で問題となる損害項目として、過失ある医療行為に関する治療費用（手術手技に過失があった場合の手術費用等）が挙げられる。

診療契約は準委任契約であるとされ（民法656条、同643条）、結果の発生を目的とする請負契約とは異なり、事務処理そのものを目的とすることから、たとえ当初予定された結果が実現されなかったとしても、診療行為の内容が契約当初に予定された範囲に属する限りは、その治療費については、患者が支払を行うべきと考えられる。

こうしたことから、医療行為（例えば手術手技）について過失が認められた場合であっても、その治療費用（例えばその手術代金）については、損害と認定しない裁判例も少なからずある（東京地判平成18年７月28日判タ1253号222頁）。

他方で、手術代金相当額を損害と認めた裁判例も存在する。

例えば、豊胸手術により脇下に傷跡が残り、乳房の形が不自然となった事案について、「本件手術は無駄に帰し、再手術が必要になった」という事情から、手術代金を損害として認めた裁判例（東京地判平成19年１月29日LLI／DB判例秘書登載）や、豊胸手術に「切開位置を誤った過失が認められ、それにより本件手術の目的が達成されなかったと認められる」ことから、手術費用相当額を損害として認めた裁判例（東京地判平成15年7月30日判タ1153号224頁）等がみられる。近視矯正手術事案においても、手術代金相当額を損害と認めた裁判例がある（大阪地判平成14年8月28日判タ1144号224頁）。

患者側弁護士としては、こうした裁判例を参考に、医療従事者の過失行為により生じた結果に照らして、その医療行為が無意味ないし無価値であったと考えられるときは、その治療費についても請求することを積極的に検討すべきである。

（2）損害額の算定

ア　高度の蓋然性が認められる場合

医療従事者の過失行為により被害が生じた高度の蓋然性が認められる場合（因果関係が認められる場合、本章第1-2⑸参照）には、医療機関は、患者に生じた悪しき結果について責任を負うこととなり、当該過失行為と相当因果関係を有する範囲の損害について、金銭賠償が認められる（民法416条、同417条。不法行為についても類推適用されることにつき、大民刑連判大正15年5月22日民集5巻386頁、最判昭和48年6月7日民集27巻681頁）。

そのため、患者側としては、上記⑴ウ㈠に列挙した損害項目につき、当該事案に該当するものを全て積み上げて損害金額を算定することとなる。

イ　相当程度の可能性侵害の場合

㈠　相当程度の可能性侵害論

医療訴訟においては、「高度の蓋然性」の証明は必ずしも容易なものではない。そこで、従前、因果関係が否定される場合にも医療機関の責任を認める理論として、延命利益侵害、期待権侵害、治療を受ける機会喪失など、死傷結果とは異なる法益の侵害を認め、この侵害による精神的苦痛に対する慰謝料の賠償責任を負わせるという考え方が提唱され、下級審裁判例でも採用されてきた。そのような状況下にて、最高裁によって示されたのが、相当程度の可能性侵害論であった（本章第1-2(6)参照）。

最高裁は、医師の不作為と患者の死亡との因果関係が問題となった事案に関し、医師の過失行為と患者の死亡との因果関係の存在を証明できなくても、「医療水準にかなった医療が行われていたならば患者がその死亡の時点においてなお生存していた相当程度の可能性」の存在が証明されれば、患者の法益（患者が生命を維持する可能性）を侵害したものとして、医療機関は損害賠償責任を負う、と判示した（最判平成12年9月22日民集54巻7号2574頁（以下、本項において「平成12年最判」という。））。

また、最高裁は、重い後遺症が残った場合にも、同様の判断をしており（最判平成15年11月11日民集57巻10号1466頁）、その後の下級審裁判例も、左肺の全部摘出（仙台高判平成20年8月28日LLI／DB判例秘書登載）や両眼の失明（大阪地判平成19年11月21日判タ1265号263頁）等、後遺症事案について、相当程度の可能性の存在を認める判断をしている。

(イ)　賠償の対象

平成12年最判は、相当程度の可能性の侵害を認めた上で、慰謝料支払を認めた原審を是認したが、慰謝料以外の財産的損害が認められるかについての判断はしていない。

この点について、平成12年最判の調査官解説では、過失行為と被害との間の因果関係が認められない以上、従来の判例の基本的立場とされる差額説（最判昭和42年11月10日民集21巻9号2352頁、最判昭和56年12月22日民集35巻9号1350頁）からすると、「可能性」を喪失させられたことによる精神的苦痛に対する慰謝料支払請求が認められるだけであるとの考えが示されている（「最高裁判所判例解説民事篇平成12年度（下）」・杉原則彦・865頁、868頁）。

逸失利益等の財産的損害を認めることができるとする学説も存在

していたものの（「平成12年度重要判例解説（ジュリスト臨時増刊号1202号）」・窪田充見・70頁等）、現在の下級審裁判例は、慰謝料（及び弁護士費用）以外の財産上の損害を認めていない。

㈦　慰謝料の金額

相当程度の可能性の侵害が認められた場合の慰謝料の金額については、100万円程度から1,000万円程度の裁判例が多く、上限は2,000万円と言われている（「医療訴訟の審理運営について」・桃崎剛・判タ1505号９頁・「東京地裁医療集中部20年を迎えて　その到達点と課題⑵」・福田剛久ほか・判タ1497号27頁）。

比較的高額な裁判例としては、出産直後の妊産婦が出血性ショックにより死亡したことにつき、担当医に適切な輸液を行う注意義務違反があり、これが尽くされていれば救命された相当程度の可能性があるとして、1,500万円の慰謝料（弁護士費用をあわせると合計1,650万円）を認めた裁判例（大阪地判平成21年３月25日判タ1297号224頁）や、患者が心タンポナーデを発症し、ショックに陥った後、直ちに心嚢液の排液措置をとるべき義務を怠った過失がなければ、実際に死亡した時点においてなお生存していた相当程度の可能性があるとして、慰謝料1,000万円（弁護士費用をあわせると合計1,100万円）を認めた裁判例（京都地判平成20年２月29日LLI／DB判例秘書登載）、患者の家族らに小脳半球切除術の必要性等を説明し、患者に同手術を実施していれば、実際の死亡時点においてなお生存していた相当程度の可能性があるとして、慰謝料1,000万円（弁護士費用をあわせると合計1,200万円）を認めた裁判例（大阪高判平成13年７月26日判タ1095号206頁）がある。また、慰謝料800万円を認めた裁判例（弁護士費用を合わせると合計880万円。千葉地判平成28年３月25日LLI／DB判例秘書登載）がある。

こうした高額事案では、相当程度の「可能性」が相当程度の幅の範囲内においても高い程度であったことや（大阪地判平成21年３月25日判タ1297号224頁では、「救命された可能性は相当高い程度に達していた」との判示あり）、過失の程度などが金額に影響したものと考えられる。

ウ　期待権侵害、治療機会の喪失の場合

医師の過失行為と被害との因果関係が認められず、さらに「相当程度の可能性」も認められない場合、医療機関は、期待権侵害や治療機会の喪失を理由になお損害賠償責任を負うか。

この問題に関し、最判平成23年２月25日集民236号183頁（以下、本項において「平成23年最判」という。）は、「患者が適切な医療行為を受けることができなかった場合に、医師が、患者に対して、適切な医療行為を受ける期待権の侵害のみを理由とする不法行為責任を負うことがあるか否かは、当該医療行為が著しく不適切なものである事案について検討し得るにとどまるべきものである」と判示し、当該事案では原告の請求を認めなかったものの、「当該医療行為が著しく不適切なものである事案」において、期待権侵害による不法行為責任が認められる余地を残した。

その後の下級審裁判例では、平成23年最判の判断を踏まえ、「医師によって弛緩出血によるDICを疑われ、可能な限り速やかに輸血されるという治療行為を受ける」という期待権を侵害されたことや、死亡という重大な結果が生じていることなどに照らし、慰謝料60万円を認めたもの（大阪地判平成23年７月25日判タ1354号192頁）や、うつ病として精神科での入院治療を検討すべき義務を怠り、「うつ症状への対症療法的な投薬をするにとどまり、うつ病と診断した形跡すらな」かった医師対応について、「医療行為は著しく不適切なもの」であったとして、期待権侵害の慰謝料として60万円を認めたもの（大阪地判令和３年２月17日LLI／DB判例秘書登載）がある。

エ　自己決定権侵害

医師は、患者の疾患の治療のために手術を実施するに当たっては、診療契約に基づき、特別の事情のない限り、患者に対し、当該疾患の診断（病名と病状）、実施予定の手術の内容、手術に付随する危

険性、他に選択可能な治療方法があれば、その内容と利害得失、予後などについて説明すべき義務がある（最判平成13年11月27日民集55巻６号1154頁）。

この説明義務は、患者が、医師から必要な情報を得た上で、自己の意思に基づいて治療法を選択する権利（自己決定権）を保障するものである。

説明義務違反が認められる場合の損害額の算定については、大きく二つの場合に分けることができる。

第一は、説明義務違反と患者に生じた死亡や傷害といった被害との間に因果関係が認められる場合、すなわち、医師が説明義務を尽くしていれば、患者が現実に施行された治療法とは異なる治療法を選択しており、その結果、死亡や傷害といった結果が発生しなかったであろうという関係が認められる場合である。この場合は、医師の過失行為と結果との間の因果関係が認められた場合と同様に、全損害が賠償の対象となる。

もっとも、説明義務違反における因果関係についても、裁判実務上、説明義務違反と結果との間の因果関係について高度の蓋然性の立証を求められる。そのため、いわゆる不作為の因果関係の立証と同様、立証が困難である。

第二は、説明義務違反と患者に生じた死亡や傷害といった被害との間に因果関係が認められない場合、すなわち、医師が説明義務を尽くしたとしても、患者が実際と同様の治療法を選択したであろうという関係が認められる場合である。この場合は、賠償の対象としては、自己決定権の侵害による慰謝料にとどまることとなる。

自己決定権の侵害による慰謝料の損害金額は、1,200万円（東京地判平成16年２月23日判タ1149号95頁）や1,600万円（東京地判平成８年６月21日判タ929号240頁）と高額の裁判例も見られる。しかし、昨今は、100万円から300万円の範囲で認める裁判例がほとんどのようである（300万円を認めた裁判例として、福岡地裁小倉支部令和３年３月４日医療判例解説97号72頁、神戸地判平成31年４月９日判時2427号48頁、東京地判平成30年４月26日判タ1468号188頁等）。患者の自己決定権侵害について極めて低額な金額しか認めないという傾向については疑問がある。

（３）医療事件特有の問題

ア　元から余命期間が短い場合や、後遺症の残存が想定される場合

㈠　はじめに

医療事件においては、通常、患者は心身上の疾患があるために治療を受けている。そのため、患者が、仮に医師の過失行為なく適切な治療を受けることができたとしても、余命期間が短いことが想定される場合や、後遺症の残存が想定される場合がある。

このようなケースでは、逸失利益や慰謝料の算定にあたり、余命や当初から想定された後遺症の内容が考慮されるかが問題となる。

㈡　余命期間が短いことが想定される場合について

a　逸失利益

最判平成11年２月25日民集２号235頁（以下、本項において「平成11年最判」という。）は、医師が注意義務に従って行うべき診療行為を行わなかった不作為と患者の死亡との間の因果関係について、「患者がその死亡の時点においてなお生存していたであろうことを是認し得る高度の蓋然性」が証明されれば認められるとした上で、患者がその後どれほどの期間生存し得たか（患者の余命）は、「主に得べかりし利益その他の損害の額の算定に当たって考慮されるべき事由」であると判示した。

こうした判示によると、患者の想定される余命期間が短いという事実は、逸失利益その他損害額算定に影響を与えることとなる。

逸失利益の算定において、患者の原疾患の生存率の統計資料等から期待できた余命を認定した上で、就労（生存）可能期間を一般人よりも短く設定した裁判例がある（余命５年と認め、その限りで逸

失利益を算定したものとして、東京地判平成18年９月１日判タ1257号196頁）。また、生存可能期間について明確に判断できない場合について、過失がなければ救命は可能であったとして過失と死亡との因果関係を肯定した上で、逸失利益について60％の限度で過失との因果関係を認めた裁判例がある（横浜地判平成24年１月19日LLI／DB判例秘書登載）。

平成11年最判は、医師の不作為と死亡結果との関係を示した判例であったが、医師の作為義務違反が認められるケースであっても、逸失利益の算定にあたり、同様の考慮がなされている。東京地判平成18年２月23日判タ1242号245頁は、余命１年と認め、就労可能性は否定されたものの、年金収入の逸失利益を認めている。また、東京地判平成15年４月18日LLI／DB判例秘書登載は、就労可能期間と将来の所得の立証は極めて困難であるとして、民訴法248条を適用して相当な逸失利益を算定している。

b　死亡慰謝料

他方で、死亡慰謝料の算定においては、余命期間を考慮事情の１つとして減額事由とする裁判例もみられるが、考慮していない裁判例もみられるところである（過失の重大さや医師の事後対応の悪質性に照らして、死亡慰謝料の減額考慮をしていない裁判例として、東京地判平成18年９月１日判タ1257号196頁）。

上述のとおり、平成11年最判の判示に鑑みれば、過失と死亡との因果関係が認められる以上、想定される余命期間が短いという事情を、死亡慰謝料の金額に影響させるべきではない。

㈦　後遺症の残存が想定されている場合について

a　逸失利益

逸失利益については、差額説の考え方によれば、「適切な治療を受けた場合に回復できた労働能力に基づく収入」と「適切な治療を受けられなかったことにより低下した労働能力に基づく収入」の差額となる。この考え方を突き詰めると、両者の労働能力喪失率の差をもとに、逸失利益を計算する方法となるが、実際にそのように算定した裁判例もみられる（東京地判平成17年２月17日「医療訴訟ケースファイルvol.2」396頁は、後遺障害等級１級（労働能力喪失率100％）の状態になった患者について、過失行為がなければ後遺障害等級５級（労働能力喪失率79％）程度の障害にとどまったものと推認されるから、労働能力喪失率21％（100％－79％）の範囲で逸失利益を認めた。）。

b　後遺障害慰謝料

後遺障害慰謝料についても、上記の差額説的な考え方から、慰謝料金額を減じた裁判例がある（事故前は後遺障害等級３級の状態にあり、事故後は後遺障害等級２級の状態になったことから、両慰謝料の差額として350万円の慰謝料を認めたものとして、福島地裁会津若松支部平成12年８月31日判時1736号113頁）。

また、医師が早期治療義務を尽くしていたとしても障害の程度を軽減させることが限度であったとして、軽減させることができた障害の程度は６割程度であると認め、６割を損害額として認めた裁判例もある（横浜地判平成24年５月24日LLI／DB判例秘書登載。ただし、慰謝料含めた全損害について、６割を損害額と認定したもの。）。

他方で、もともと想定されていた後遺障害と、適切な治療が受けられなかったことにより生じた後遺障害が同種・同一部位とはいえない場合には、前者を理由に慰謝料を減額する必要はないと考えられる。死亡事案であるが、過失行為がなくとも後遺症の残存が想定される場合に過失行為により死亡したケースで、後遺症の残存が想定されたことに触れることなく、2,800万円の死亡慰謝料を認めた裁判例がある（東京地判平成24年１月26日判タ1376号177頁）。また、素因減額に関する裁判例ではあるが、後述の東京地判平成18年４月20日判タ1225号286頁も参考になる。

イ　高齢者が死亡した場合の死亡慰謝料

医療過誤により亡くなった患者が、もともとの原疾患により、健常者に比べて余命が短いことが想定されていた場合に、死亡慰謝料が減額されるべきかという問題については上述のとおりである。

高齢者は、若年者に比べて平均余命が短いのが通常であるが、高齢であることのみをもって死亡慰謝料を減額すべきではない。人を過失によって死亡させた以上、1,500万円を上回る金額とすべきとの見解もある（「高齢者の死亡慰謝料額の算定」・大島眞一・判タ1471号５頁）。

裁判例では、予後が不良であったことが想定されていたなどの事情がない限り、死亡慰謝料（近親者慰謝料の請求があるときはこれを含めた合計金額）として2,000万円以上が認められたケースもよく見られる（大阪地判令和３年２月17日LLI／DB判例秘書登載、京都地判令和元年５月31日判タ1484号227頁、宮崎地判平成31年３月27日LLI／DB判例秘書登載、津地判平成31年３月14日LLI／DB判例秘書登載、東京地判平成30年３月８日LLI／DB判例秘書登載等）。

人の生命は基本的に等しいものとして評価すべきであり、高齢であることの一事をもって、死亡自体の慰謝料金額に影響を与えるべきではない。

ウ　悪質な医療行為により信頼が裏切られた場合（慰謝料増額事由）

交通事故事案では、加害者に故意もしくは重過失又は著しく不誠実な態度等がある場合は、慰謝料増額事由となり得る。

こうした理論は、医療事件においても当てはまる。

加えて、医療事故においては、偶発的に起きる交通事故とは異なり、患者と医師（医療機関）の間に契約関係が存在し、患者は医師を信頼して身を委ね、身体に対する侵襲を甘んじて受け入れているのが通常である。したがって、いわゆる交通事故の慰謝料と、医療事故の慰謝料とは同一ではなく、信頼を裏切られた患者側の精神的苦痛は、偶発的に起きた交通事故の慰謝料よりも高額となるべきである。特に医師側に基本的なミスがあった場合には、交通事故よりも高額の慰謝料になるとされている（以上、「最新裁判実務大系第2巻医療訴訟」・福田剛久ほか編・41頁）。

東京地判平成18年7月26日判時1947号66頁は、帝王切開術により出産した9時間後に患者女性が亡くなった事案について、医師が、腹腔内出血を疑うべき血圧低下等の所見が現れていたにもかかわらずこれを軽視し、十分な措置もせず帰宅した結果、患者女性が3時間余り放置されたまま病状が進み、亡くなったという経緯に照らし、本人及び遺族らの精神的苦痛は大きいとして、交通事故事件よりも高額の慰謝料（死亡慰謝料及び近親者慰謝料の合計2,700万円）を認めた。控訴審（東京高判平成19年9月20日判タ1271号175頁）も、医療事件における場合と交通事故等における場合とで、慰謝料水準が異なるとは一概にいうことはできないとしながら、当該事案の過失態様の悪質性や被害の大きさに照らし、慰謝料の合計額としては、地裁判決と同額を認めた。

エ　診療記録の改ざん、証明妨害

医師は、患者に対して適正な医療を提供するため、診療記録を正確な内容に保つべきであり、意図的に診療記録に作成者の事実認識と異なる加除修正、追記等をすることは、診療記録の改ざんに該当する。

裁判例では、こうした診療記録の改ざん行為について、独立の不法行為と認められ、慰謝料100万円が認められている（東京地判令和3年4月30日判タ1488号177頁）。

また、妊婦が出産後死亡した事案において、遺族が経過説明を求めたのに対して、医師が診療記録等の改ざんや看護師に対する偽証教唆といった証明妨害行為をしたことについて、説明義務違反の不法行為が成立するとして、慰謝料1,500万円が認められている（甲府地判平成16年1月20日判時1848号119頁）。同裁判例では、新生児が出産後に死亡したのに死産として虚偽の説明をした行為についても、説明義務違反の不法行為が成立するとして、慰謝料200万円が認められている。

（4）損害額の減額要素

ア　過失相殺

㈠　過失相殺とは

過失相殺は、加害者に債務不履行又は不法行為が認められる一方で、被害者側にも一定の落ち度が認められ、このことが損害の発生や拡大に寄与した場合に、損害賠償額を減縮する制度である（債務不履行につき民法418条、不法行為につき民法722条２項）。

医療訴訟においても、患者側の落ち度によって、被害の発生や拡大が生じた場合には、過失相殺が認められ、損害額が減縮される場合がある。もっとも、診療契約は、専門家である医療機関側と患者との間の準委任契約であり、医療機関側の責任に重きが置かれるべきであるから、患者側代理人としては、不必要に患者の落ち度が強調されることのないよう、事実経過等の主張立証を適切に行う必要がある。以下、過失相殺が否定された裁判例を中心に述べる。

㈡　過失相殺が問題となりうる例

a　患者の受診が遅れた場合

患者の受診の遅れがあった場合、過失相殺の対象となり得る。しかしながら、医療機関側の説明が不十分であった場合など、患者の受診の遅れがやむを得ないといえる事情があるケースでは、過失相殺が否定されている（山口地裁下関支部平成15年３月17日判タ1156号215頁等）。

b　患者側の症状説明が不十分であった場合

問診での患者の回答内容や病状の申告が不十分であったため、医師の診断に支障が生じた場合には、過失相殺の対象となり得る。しかしながら、患者が不正確な回答をしただけで、直ちに患者側の落ち度が認められるわけではない。患者が受けていた説明内容や患者の知識・能力に照らして、十分な回答や申告が困難であると考えられる場合には、過失相殺は否定される（熊本地判平成17年２月17日LLI／DB判例秘書登載、前橋地判平成15年４月11日判時1866号123頁等）。

c　患者の診療拒否、自己管理懈怠があった場合

患者の診療拒否や、医師の指示を遵守しない等の自己管理の懈怠が、疾病の発症や増悪に影響を与えた場合、過失相殺の対象となり得る。しかしながら、患者がその診療行為の必要性について十分な説明を受けていない場合や、患者の置かれた状況に照らして患者の行動を非難できない場合には、過失相殺が否定されている（名古屋高判平成14年10月31日判タ1153号231頁、徳島地判平成８年２月27日判時1615号116頁等）。

d　患者が手術の危険を引き受けたとされる場合

美容整形・形成外科といった分野の医療過誤事案において、患者が診療契約に伴う危険を引き受けたとみなされた場合、過失相殺の対象となり得る。しかし、患者が医療機関から丁寧で分かりやすい説明を十分に受けていない等の場合には、患者が危険を引き受けたとはいえない。患者側代理人としては、裁判所が、患者が“危険を引き受けた”と安易に認定することのないよう、患者が診療契約の締結にいたる経過や当該医療行為を受けるに至った経過について、十分に主張立証を尽くす必要がある。

イ　素因減額

㈠　素因減額とは

被害者側に落ち度がない場合であっても、被害者の身体的心因的要因が、損害の発生や拡大に寄与しているときは、損害を公平に分担させるという損害賠償法の理念に照らして、民法722条２項の過失相殺の規定を類推適用して、損害賠償額を減額できる（最判昭和63年４月21日民集42巻４号243頁、最判平成８年10月29日民集50巻

９号2474頁）。

素因減額は、医療訴訟においても問題になることがある。上述した想定される患者の余命期間が短い場合、後遺症の残存が想定される場合のほか、患者が治療前から有していた疾患や心因的要因が損害の発生又は拡大に寄与した場合に、損害額の減額要素として考慮されることがある。

もっとも、診療の対象である病的状態は、まさに診療の対象であるのであるから、素因減額の対象とはならないし、医師が認識した又は認識することが期待できた病的状態は、素因減額の対象とはならない（「損害２（過失相殺、素因減額）」・中村也寸志・「最新裁判実務大系第２巻医療訴訟」691頁）。既存障害があっても、当該障害が医療事故と競合する原因となって後遺障害を発生させたといえない場合は、素因減額は認められない。

なお、素因として考慮されるのは患者側の「疾患」であり、単なる身体的特徴は含まれない（最判平成８年10月29日民集50巻９号2474頁、東京高判平成13年９月12日判時1771号91頁）。

㈠　素因減額が問題となりうる例

診療の対象となっていない患者の既往疾患など、医師の予見又は認識可能性がない疾患について、素因減額を認める裁判例もある。

他方、禁忌事由に該当する身体症状があることを素因減額の対象としなかった裁判例（名古屋地判昭和60年10月31日判時1175号61頁）、前置胎盤患者について、まさにその疾患を前提として安全に出産するために診療契約を締結していたことから素因減額の対象としなかった裁判例（大阪高判平成17年９月13日判時1917号51頁）、従前問題のなかった部位に新たに重大な障害が生じた以上、従前からこれと異質な機能に重度の障害を負っていたという事実は、減額事情にはならないと判断した裁判例（東京地判平成18年４月20日判タ1225号286頁）などがある。

（5）定期金賠償

民訴法117条１項は、口頭弁論終結前に生じた損害につき、定期金による賠償を命じた確定判決について、口頭弁論終結後に後遺障害の程度、賃金水準その他の損害額の算定の基礎となった事情に著しい変更が生じた場合には、その判決の変更を求める訴えを提起することができると規定している。

ここで、後遺障害逸失利益は、被害者の年齢が若年であればあるほど、就労可能期間が長くなり、賠償金が支払われた後の期間も長いのが通常である。しかしながら、一時金賠償では、相応の中間利息が控除されるほか、将来の物価や治療費上昇などの事情には全く対応できないため、賠償金の支払がなされた後生命を全うするまでの間、被害者は、極めて不安定な立場に置かれることになる。

このように、後遺障害逸失利益については、一時金賠償よりも定期金賠償による解決が相応しいケースがある。

判例は、後遺障害逸失利益の定期金賠償を認めている。最判令和２年７月９日判タ1480号138頁は、被害者側が後遺障害逸失利益の定期金賠償を求めたのに対して、これを認容する旨判示した。また、被害者死亡時を定期金賠償の終期とすることを要しないと判断し、一時金賠償（逸失利益は、原則として、就労可能期間の終期まで認められる）の場合との均衡を図った。

もっとも、裁判所が定期金賠償の判決を下すためには、原告が定期金賠償を求める必要があると判断した裁判例もある（東京地判平成17年２月24日LLI／DB判例秘書登載）。患者側代理人としては、事案の性質に照らして、定期金賠償を求めるべきか否か、提訴段階から慎重に検討することが必要である。

なお、民訴法117条の趣旨に照らせば、将来の介護費用についても定期金賠償の対象となると考えられる。他方で、死亡逸失利益や慰謝料については、定期金賠償の対象とはならないとされている（大阪地判平成17年６月27日判タ1188号282頁等）。

第2　話し合いによる解決に向けた手続

1　訴訟外の解決方法の検討

有責性に関する調査の結果、医療機関に対する法的責任追及の見込みがあると判断された場合、医療機関に対して損害賠償請求等を行うことになる。

損害賠償請求の方法として、まずは、訴訟提起をするのか、訴訟外の解決方法を目指すのかを検討する。訴訟に進むか訴訟外の解決を目指すのかについては、①有責性の立証可能性と見込み、②費用と時間、③依頼者の希望する内容を考慮しながら、検討することとなる。一般的に、医療訴訟は、有責性の主張立証のハードルが高く、解決までにかかる時間・費用も相当なものになるため、まずは訴訟外解決を選択することが多い。もっとも、それまでの経緯（例えば、説明会や質疑応答時の医療機関側の対応等）から、示談交渉の時間をかけるより、いきなり訴訟提起したほうがよい事例もあるため、事案に即した判断をしなければならない。

訴訟外の解決を目指すことになった場合、解決方法としては、示談交渉、医療ADR、民事調停といった方法がある。各方法について、その特徴を理解した上で、医療機関の有責性の立証可能性と見込み、医療機関側のこれまでの対応、依頼者が解決に求める内容（賠償金の金額、金銭以外の要求をどこまで重視するか）、解決までにかけられる時間や費用などの要素を勘案しながら、どのような方法をとるかを検討することとなる。

以下、訴訟外解決の方法について、詳述する。

2　示談交渉

（1）示談の申入れ

相手方の医療機関が話し合いに応じる姿勢を見せている場合など、

交渉の余地があると思われる場合は、示談交渉を行うことを検討する。
申入れの内容としては、金銭賠償のほか、謝罪や再発防止条項を求めることが多い。特に謝罪や再発防止条項は、判決では勝ち取ることのできないものであり、示談による解決を選択する際の利点の１つであるから、積極的に申し入れるべきである。
患者側の請求内容を明確に示すためには、示談申入書を作成することが有用である。
交渉段階ではあっても、訴状に準じて過失・因果関係を明記して法的責任の内容が明らかとなる申入書を作成する。説得的な内容の申入書を提出することができれば、相手方医療機関に対し、示談交渉での解決を前向きに検討させることができるし、損害賠償金は医師賠償責任保険から支払われることが通常であるため、損害保険会社を説得するという観点からも有益である。また、訴訟前にこちらの主張の詳細を示すことで、相手方医療機関の見解や反論を確認することもできる。これは、示談が不成立となり、訴訟提起せざるを得なくなった場合に予想される争点を把握することに役立つ。

（2）示談による解決の内容

示談交渉の結果、双方が合意できた場合には、示談書（合意書）を作成する。
示談書に入れる一般的な条項としては、以下のようなものがある。

ア　金銭賠償

相手方医療機関が責任を認めている場合は、「損害賠償金」として金額を明示する。他方、相手方医療機関の責任の有無について明らかにしないまま示談を成立させる場合は、「解決金」名目にすることが多い。

イ　謝罪条項

医療事故の被害者は、金銭賠償を得ても、事故により喪失した身体・生命の被害を回復できる訳ではない。そのため、医療被害者が願うのは、医療事故を起こした医療従事者・医療機関の真摯な反省と謝罪である。

患者側代理人としては、こうした被害者側の意向を十分に汲み取り、医療機関に対して、金銭賠償だけではなく、真摯な謝罪条項を求めることも考慮すべきである。

謝罪条項の文言については、ケースバイケースであり、「被害が生じたことについて、心から謝罪する」という簡易な内容のときもあれば、事故発生に至る具体的な経緯を記載した上で、被害発生について謝罪をするという詳細な内容のときもある。被害者の思いや希望を聞きながら、当該事案に適した謝罪文言を作成する。

相手方医療機関が有責であることを認めている場合は、示談書に謝罪条項を記載することについて合意できることが多い。

他方で、相手方医療機関が有責であることを認めていない場合は、示談書に謝罪条項を記載することや「謝罪」するとの文言に抵抗を示されることが多い。患者側代理人としては、被害者側の思いに応える文言の条項となるよう、医療機関側と十分に交渉すべきであるが、結果的に「哀悼の意を表する」「遺憾の意を表する」といった表現にならざるを得ない場合もある。

ウ　再発防止条項

医療事故の被害者の多くは、自身の被害と向き合い受け止めていく中で、同じような医療事故が二度と起こらないようにしてほしいという願いをもつようになる。このような再発防止の願いを踏まえ、再発防止条項を示談書に入れることが多い。再発防止条項という将来につながる有意義な結果を残すことにより、被害者が、その示談解決に意味を見出すことができる場合もある。

再発防止条項についても、謝罪条項と同様、相手方医療機関側が有責性を認めている場合には、示談書に記載することについて合意できることが多く、そうでない場合には、記載に抵抗を示される傾向にある。

もっとも、有責性について、患者側と医療機関側の意見が対立している場合であっても、同じような医療事故が二度と起こらないようにしてほしいという患者側の願いについては、安全な医療の提供を責務とする医療機関側の理解は得られやすい。そのため、医療機関として過失がないという見解であったとしても、粘り強い交渉により、本件を（貴重な）教訓として今後の安全な医療提供について誓約する条項を盛り込めることは多い。

患者側代理人としては、被害者側の思いを受け止め、事案に即した再発防止条項を作成し、積極的に提案していくことが重要である。

エ　口外禁止（守秘義務）条項

相手方医療機関が、口外禁止（守秘義務）条項を求めてくることも多い。口外禁止（守秘義務）条項を入れるときは、「正当な理由なく」「みだりに」口外しないというように、限定を付すことが通例である。

もっとも、事案によっては、示談成立後に、関連する医療系学会に同種の医療事故防止に向けた研修や啓発を要望する等、相手方医療機関以外の団体に対しても再発防止に向けた活動を予定する場合もある。示談の条項全てを口外禁止の対象とした場合、再発防止条項をこのような活動に活用することができず、せっかく合意をしても実効性がなくなってしまうことがある。そのような場合は、金銭賠償の金額については口外禁止（守秘義務）対象とするが、再発防止条項については対象にしないなど、相手方医療機関が求める条項のみ口外禁止とするといった工夫も考えられるところであり、患者側弁護士として、粘り強い交渉をすることが必要である。

オ　刑事上、行政上の責任追及権の放棄

示談により、民事上の損害賠償請求に関する件が解決するが、相手方医療機関より、関係した医師個人の刑事上及び行政上の責任をも追及しないことの確認を求められることが多い。

よほど医師個人の悪質性が際立つ事案でない限り、こうした条項に応じることが多い。

カ　患者側の願いを十分に汲み取る

以上が示談の際の一般的な条項であるが、示談による解決方法にセオリーはない。示談による解決を目指すためには、何より、患者や遺族（依頼者）の願いを理解し、事案に即した柔軟な解決を目指すことをあきらめないことが重要である。

（第Ⅳ章第1-3、第2-1、2／弁護士　川見未華）

3　医療ADR

（1）制度の概要

ア　ADRとは

民事上の紛争解決手段のうち、訴訟手続によらずに、公正な第三者の関与のもとで、自主的な紛争解決を図る手続を裁判外紛争解決手続（ADR＝Alternative Dispute Resolution）という。例えば、調停、あっせん、仲裁などが挙げられる。

平成19年４月１日に、「裁判外紛争解決手続の利用の促進に関する法律」が施行されたことにより、ADRの利用促進のための法整備がなされ、紛争解決手段として注目されるようになった。

ADRの制度目的としては、一般に①利用者に廉価・迅速な紛争解決制度を提供すること、②衡平解決の試み、③当事者の自己決定による紛争解決の機会の提供、④法律以外の専門的知見を必要とする紛争への対応（専門性）などが挙げられる（「弁護士会ADRの新しい時代へ向けて」・山田文・自由と正義72巻４号（2021年４月号））。

イ　医療ADR

医療ADRは、医事紛争を専門に取り扱うADRのことをいう。医療訴訟は、特に原告となる患者側にとって、専門的な医学的知見を用いて立証する必要性や、訴訟提起にかかる経済的負担、手続の長期化といった点で負担が大きいものである。

このような患者側の負担に鑑みると、廉価・迅速であり、法律以外の専門的知見に対応可能な紛争解決制度として、医療事件についてADRを導入する意義は大きいものと考えられる。

また、医療機関側にとっても、患者側に対し医療行為についての説明を行ったり、患者との関係調整を行ったりする際に、法律家が第三者として関与することで、より円滑に進める手段として、ADRの意義は大きいものと考えられる。

このような観点から、平成19年９月には、東京三弁護士会（東京弁護士会、第一東京弁護士会及び第二東京弁護士会。以下、本項において総称して「東京三会」という。）の仲裁・紛争解決センターに医療ADRが設置された。現在では、弁護士会が関与する医療ADRは、札幌、仙台、東京、第一東京、第二東京、千葉県、愛知県、京都、大阪、岡山、広島、愛媛、福岡県の13単位会で設置されている。また、茨城県には、医師会が設置する医療ADRもある。

弁護士会が設置する医療ADRは、全国一律の手続ではなく、弁護士会ごとにその手続が異なる。筆者は東京の弁護士であるため、以下、東京三会の医療ADRを前提に、医療ADRの運用について述べる。

（2）手続の流れ

ア　医療ADRの体制

東京三会の医療ADRは、ADR手続に精通した弁護士（一般あっせん人）のほかに、患者側及び医療機関側で医療事件を取り扱う弁護士（専門あっせん人）が、それぞれ１名ずつあっせん人として選任され３名体制で行われる場合と、専門あっせん人２名の体制で行われる場合がある。なお、東京三会のADRでは、医師があっせん人として関与することはないが、医事紛争の解決経験が豊富な専門あっせん人が関与することで、専門的知見が必要な紛争を適切に解決できる体制が整っている。

イ　ADRの申立て

医療ADRの多くは、患者側からの申立てによるが、医療機関側からの申立ても見られる。

申立てにあたり、申立ての趣旨として、申立人が求めたい解決内容を記載する。訴訟とは異なり、損害賠償請求のみならず、診療経過や診療内容の説明を求めるなど、話し合いによって解決したい内容を記載することができる。このような観点から、患者側のみならず、医療機関側が、第三者であるあっせん人の立ち会いの下に医療行為の説明を行う目的、患者との関係調整の目的等で、申立てを行う事案も見られるようになっている。

申立ての理由には、診療経過等の事実経過、前提となる医学的知見、過失及び因果関係、申立人に生じた被害の内容等を具体的に記載する。ADRという手続による解決の必要性を示すため、申立て以前の交渉経過を記載することもある。

過失・因果関係については、訴状に準じた詳細な記載を心がけ、責任原因の根拠を明記する。申立て以前のやりとりの中で、責任原因に大きな争いがない場合であっても、その過失の程度の高さを説得的に示すことで、その後の損害に関する話し合いの内容に影響を与える場合もあるため、省略せずに記載した方がよい。

過失があることに概ね争いのない事案であれば、申立人に生じた具体的な被害の内容を前提に、損害積算の根拠を示す。他方で、相手方と事前の交渉がない事案等、相手方の応諾の可能性自体が不透明な事案については、「相当程度の金銭の支払を求める」として、手続の進行に応じ損害の主張を追加する場合もある。

申立書とともに、申立ての理由を裏付ける証拠を提出する。後述のとおり、ADRが話し合いによる紛争解決手続であることから、必ずしも訴訟と同様に多くの医学文献等を提出する必要があるわけではないが、事案の理解及び解決の促進のため、弁護士が代理人となっている事案では、診療記録や基本的な医学文献を提出することが望ましい。

なお、東京三会の医療ADRでは、申立時には、申立人が申立手数料11,000円（消費税込）を支払うほか、各期日においては当事者双方が期日手数料各5,500円（消費税込）を納める。また、和解成立時には、解決額に応じ各当事者が成立手数料を納める（負担割合はあっせん人において定めることとなっているが、原則として当事者双方が各２分の１ずつ負担している。）。これらの手数料の詳細は、東京弁護士会、第一東京弁護士会、第二東京弁護士会の仲裁・紛争解決センターのホームページを参照されたい。

ウ　相手方の応諾

医療ADRの申立てがなされると、紛争解決センターから相手方に対し、応諾するか否かの意向を確認する。相手方には応諾義務はなく、相手方の応諾がなければ手続を開始することができないため、必要に応じ紛争解決センターから相手方に対し、ADRの意義について説明し、応諾を促す場合もあるが、基本的に手続の利用については当事者の意向に委ねられている。

エ　医療ADRの進行

相手方が応諾すると、期日が指定される。期日の進行については、標準モデルがあり、２段階のステップが用意されている。まず初めに、当事者間の対話の促進と相互理解に向けたやりとりを促進する（ステップ１）。ステップ１は、患者側と医療機関側での医療情報の共有を図り、相互理解を深める意義があるとされており、このステップにおいて申立人及び相手方間の相互理解が進み、当事者双方の意向を確認した上で、解決に向けた話し合いを進める見込みがある場合、具体的な解決に向けた合意形成のための調整を行う（ステップ２）。

いずれのステップも、民事調停と同様、申立人と相手方が交代であっせん人と話をすることもあるが、当事者の意向を確認した上で、同席で行うこともある。

医療ADRの期日は基本的には弁護士会館にて開催されるが、コロナ禍を経て、令和２年末頃より、当事者の希望によりオンライン期日も開催可能となっている。

オ　医療ADRにおける和解

上記の経過において、当事者間の合意形成が可能となった場合には、和解成立となり、期日上で和解契約書が締結される。（なお、医療事件に特有の条項については、医療事件を示談によって解決する場合の示談書の内容とも共通するため、本章第2-2(2)も参照されたい。）

他方で、合意が困難な場合には、手続は終了となる。

（3）現状

ア　申立件数、応諾率、和解率

東京三会における近年の申立件数は年間50～60件台で推移しており、応諾率は約６割、和解率は約４割（応諾事件の約６割）である（「弁護士会医療ADRのあゆみ～対話と相互理解に向けて」・松井菜採・自由と正義72巻４号（2021年４月号）、東京三弁護士会医療ADR第二次検証報告書（2016年３月））。

イ　平均期間、期日回数

終了までの平均期間は約６～７ヶ月（和解成立事件で約204日、応諾不成立事件で約196日）であり、平均期日回数は約３～４回（和解成立事件では3.8回、応諾不成立事件では2.6回）である（前掲「弁護士会医療ADRのあゆみ～対話と相互理解に向けて」、東京三弁護士会医療ADR第二次検証報告書（2016年３月））。

医事関係訴訟の平均審理期間が26.7ヶ月（「医事関係訴訟事件統計・医事関係訴訟事件の処理状況及び平均審理期間」（令和３年）・最高裁判所医事関係訴訟委員会）であることと比較すると、迅速な解決という観点で大きな役割を果たしていることがわかる。

ウ　医療ADRによる解決が適した事案

ADRは話し合いによる紛争解決手続であり、訴訟のように証拠調べを経て法的責任を確定させる手続ではないため、責任原因に大きな争いがある場合には適しておらず、責任原因には争いがなく損害論のみが争点になる事案には適していると考えられる。

また、過失の存在に争いがないものの因果関係の立証が困難な事案や、過失自体には争いがあるものの必ずしも適切な医療行為が行われていない事案等、法的責任に争いがある場合であっても、話し合いの中で意見を交換することによって、相互理解を深め、互いに歩み寄る余地のある事案については、医療ADRを利用することで話し合いの機運が生まれ、解決に向かうこともある。また、責任原因に争いがあるものの損害額が低額にとどまるような事案では、時間的費用的負担の大きい訴訟ではなく、ADRで早期に柔軟な解決を図ることが適している場合もあると考えられる。

これらのほか、申立人の主たる希望が金銭賠償ではなく、説明を求めることにあるような事案も、当事者間の相互理解を重視した手続である医療ADRに適していると考えられる。

4　民事調停

(1) 制度の概要

ア　簡易裁判所の調停手続

民事調停は、簡易裁判所で行われる話し合いの手続である。医療事件についての話し合いによる解決手続の１つとして用いられている。

民事調停を主催するのは、調停委員会であり、調停主任である裁判官１名及び裁判所が指名する２名以上の民事調停委員で構成される（民調法５条ないし７条）。

医療事件の場合、裁判所によっては、医師を民事調停委員に指定することもある。東京簡易裁判所の場合、通常、調停委員は弁護士委員１名と医師委員１名で構成される。

イ　東京地方裁判所の調停手続

上記のほか、東京地方裁判所では、医療事件について、当事者間の合意がある場合に民事第22部に対し申し立てる調停手続がある。この調停手続の調停委員は、東京地方裁判所医療集中部の部総括判事１名と、医師１名で構成される。

ウ　調停委員の専門性

医療事件は、その解決のために専門的な知識経験を要するため、専門家である医師の調停委員が関与することにより、適切かつ円滑な解決を図ることが期待されている（専門調停）。ただし、当該事案で問題となっている診療科の専門医が調停委員に指定されるとは限らず、また当該調停委員が医学的に公平な意見を述べるか否かについては不透明であることには注意しておく必要がある。

（2）手続の流れ

ア　申立て

㈠　簡易裁判所の調停手続

民事調停の申立ては、原則として、相手方の住所、所在地のある地区を管轄する簡易裁判所に申し立てる。

申立内容は、基本的に損害賠償請求（金銭請求）であり、その請求額に応じ、手数料が定められている。

医療ADRとは異なり、調停の開始には相手方の応諾は要件とならないため、事前に出頭の予定を確認したり調整したりすることはなく、指定された第１回期日への出頭を待つことになる。

㈡　東京地方裁判所における調停手続

東京地方裁判所における調停手続は、簡易裁判所における調停手続とは異なり、当事者間の合意を前提とする手続であるため、申立時に管轄合意書が必要となる。

イ　期日

調停期日においては、調停委員会の関与のもと、当事者双方がそれぞれの言い分を述べ合うとともに、互いに譲歩して、条理にかない実情に即した解決を図ることを目指す（民調法１条）。

調停期日における当事者間の話し合いによって合意に至り、合意内容が調書に記載されたときは、調停が成立したものとされ、その記載は裁判上の和解と同一の効力を有する（同法16条）。（なお、医療事件に特有の調停条項については、医療事件を示談によって解決する場合の示談書の内容とも共通するため、本章第2-2(2)も参照されたい。）

他方で、当事者間の話し合いによっても合意の形成が困難である場合や、そもそも相手方が期日に出頭しない場合は、調停不成立となり事件は終了となる（同法14条）。

（3）手続の選択

前述のとおり、第三者の関与のもとで紛争解決を図る手続として、医療ADR、簡易裁判所における調停手続、地方裁判所における調停手続があるが、手続の選択にあたっては、それぞれの特徴を考慮して適切な選択を行う必要がある。

医療ADRは、柔軟な手続で当事者間の紛争解決を図ることができる手続であるが、民事調停とは異なり、時効中断効がないことに注意が必要である。医療ADR選択の際には、消滅時効成立の時期までに話し合いが奏功しない可能性を考慮する必要がある。

また、医療ADRにおける和解合意には、民事調停における調停調書と異なり執行力がない。医療事件の多くは、医師賠償責任保険から賠償金が支払われるため、執行力の有無が問題となることはほとんどない。ただし、美容外科や審美歯科等の「美容を唯一の目的とする医療」は、通常の医師賠償責任保険において補償対象外とされており、美容外科医等が美容医療賠償責任保険に加入していることもあるが、保険の内容や賠償額によっては、執行力の考慮が必要な場合もあり得る。

医療ADRを選択する場合、費用面の負担も考慮する必要がある。前述のとおり、調停とは異なり、医療ADRでは、申立手数料のほか、期日ごとに期日手数料がかかるほか、成立手数料もかかるため、当事者に一定の負担があることに注意が必要である。

相手方の応諾は義務ではない点は、医療ADRも簡易裁判所における民事調停も同様である。ただ、患者側が申立人となる場合、医療機関の中には、裁判所からの呼び出しには応じるのに対し、医療ADRには応諾しない医療機関もある。なお、東京地方裁判所の調停手続は、管轄合意が前提となっているため、相手方の応諾という問題は生じないが、事前の交渉が必要となる。

話し合いに関与する第三者の属性や専門性についても差異がある。東京三会の医療ADRの場合、あっせん人に医師は含まれないことに注意が必要である。ただし、あっせん人の構成としては、医療事件の経験豊富な弁護士２名が必ず含まれ、また、当事者においてあっせん人の指名をすることが可能である。簡易裁判所の調停委員については、２名のうち１名が医師となることが予定されているが、その診療科等の専門性までは指定できないこと、弁護士の調停委員が医療事件に専門性を有しているか否かは不明であることに注意が必要である。東京地方裁判所の調停委員は、医療集中部の部総括判事と医師で構成され、相応の専門性が担保されていると考えられるが、簡易裁判所の場合と同様、医師の診療科までは指定できないことに注意が必要である。

このように、各手続にはそれぞれの特徴があるため、当事者にとってのメリット・デメリットを考慮して、手続選択をする必要がある。

（第Ⅳ章第2-3、4／弁護士　後藤真紀子）

第３　訴訟

１　医療訴訟の流れ

（１）はじめに

医療訴訟も民事訴訟であるから、民訴法に基づき手続は進行する。もっとも、いくつかの点において医療訴訟特有の事項がある。

この点、東京地裁は「医療訴訟の審理運営指針（改訂版）」（判タ1389号５頁。以下、「東京地裁指針」という。）を、大阪地裁は「大阪地方裁判所医事部の審理運営方針」（判タ1335号５頁。以下、「大阪地裁方針」という。ダイジェスト版が裁判所ホームページ内の大阪地裁のページに公開されている。）をそれぞれ作成・公表しており、医療訴訟の大まかな流れを把握するためにはこれらを参照することが有益である。

（２）訴状提出～争点整理

東京地裁では、訴状を提出した直後に係属部から照会書が届く。照会書においては、医療集中部での訴訟活動の経験の有無、被告との事前交渉の有無、被告医療機関の診療録の取得の有無、協力医の有無等の質問が記載されている。

第１回期日は、一般民事訴訟と同様、訴状の陳述等の手続が行われる。多くの事案においては、第１回期日までの間に被告から訴状に対する実質的な反論がなされることは無い。そのため、第２回期日までに被告が実質的な反論をすること、及び、書証として被告医療機関の診療記録（翻訳付き）を提出することを確認して第１回期日を終えることが多い。また、被告において診療経過一覧表（訴訟資料となる診療経過一覧表であり、調査の段階で患者側代理人が作成する診療経過一覧表（第Ⅲ章第2-3⑵参照）とは異なる一覧表である。）を併せて作成することを確認する。診療経過一覧表をエクセルデータで作成すること等の作成要領や診療経過一覧表の例については東京地裁指針別紙6及び別紙7を参照されたい。

その後、争点整理をしつつ、主張・反論のやりとりがなされるという点は一般民事訴訟と大きな違いはない。

一般民事訴訟との違いを挙げるとすれば、まず、期日間の準備期間の確保の仕方がやや異なる。一般民事訴訟においては、概ね1ヶ月程度の間隔で期日が指定されることが多いが、医療訴訟においては、協力医との打ち合わせや医学文献調査等の準備に時間を要することが多く、2ヶ月程度の準備期間を確保することが必要となる場面もあるから、患者側代理人としては、被告の主張を事前に検討し、どのような調査（期間）が必要かを踏まえて裁判期日に臨むことが必要である。

次に、診療経過一覧表を作成する事案であれば、原告側においても加筆修正することが必要となる。

さらに、協力医の私的意見書（本章第3-4⑶参照）の提出を裁判所から促されることもある。

従前、東京地裁においては、期日後に各当事者に対して期日の手続内容及び次回期日までの準備事項等、進行についての共通認識を形成すること等を目的としたプロセスカードが送付される運用となっていた。もっとも、近時は、Teamsのチャット欄において同様の発信がなされることが多い。

争点整理の詳細は、本章第3-4を参照されたい。

（3）証人尋問～当事者尋問～鑑定

争点整理が進めば、証人尋問・当事者尋問が実施される。詳細は本章第3-5を参照されたい。

医療訴訟特有の事項として、鑑定（民訴法212条以下）を実施することがある。東京地裁及び大阪地裁では、鑑定は証人尋問・当事者尋問の後に実施することが多い（東京地裁指針21頁、大阪地裁方針18頁）。鑑定についての詳細は本章第3-6を参照されたい。

また、裁判所から専門委員（民訴法92条の２以下）を手続に関与させることを打診されることもある（東京地裁指針18～19頁、大阪地裁方針15～16頁）。専門委員についての詳細は本章第3-4⑷を参照されたい。

（４）訴訟上の和解～判決

訴訟上の和解は、一般民事訴訟と変わらず、争点整理終了後尋問前か、尋問終了後のいずれかのタイミングで打診されることが多い。

和解成立時期について、東京地裁の令和４年の統計でみると、令和４年に成立した和解が100件あり、うち79件（79.0%）が尋問前に成立したとのことであった（「東京地方裁判所医療集中部（民事第14部、第30部、第34部、第35部）における事件概況等（令和４年）」・関根澄子ほか・法曹時報75巻７号72頁）。

和解及び判決についての詳細は、本章第3-7を参照されたい。

２　医療訴訟の現状

（１）令和４年司法統計

ア　和解率

令和５年８月に最高裁判所事務総局が公表した令和４年司法統計年報（以下、「令和４年司法統計」という。）によれば、第一審の既済事件のうち医療行為による損害賠償請求事件が792件あり、そのうち判決に至ったものが254件（32.0%）、和解により終了したものが420件（53.0%）あったとのことである。

また、東京地裁の令和４年の統計では、判決率が40.5%、和解率が51.3%であった（前掲「東京地方裁判所医療集中部（民事第14部、第30部、第34部、第35部）における事件概況等（令和４年）」24～26頁）。

イ　認容率

令和４年司法統計によると、令和４年に判決に至った254件のうち、認容判決は47件（認容率18.5%）、棄却判決が205件（棄却率80.7%）とのことである。

また、東京地裁の令和４年の統計では、認容率が17.7%であった（前掲「東京地方裁判所医療集中部（民事第14部、第30部、第34部、第35部）における事件概況等（令和４年）」・26頁）。

もっとも、医療訴訟における認容率と通常訴訟全体における認容率（令和４年司法統計においては、84.3%（50,856件/60,308件））とを単純に比較することは相当ではない。

たとえば、通常訴訟においては、提訴後に被告が応訴せず欠席判決となる割合が高い（令和４年司法統計においては、認容判決50,856件のうち欠席判決は26,440件）が、医療訴訟においては、提訴後に被告が応訴せず欠席判決となることはほとんどない（令和４年司法統計においては、認容判決47件のうち欠席判決は２件）。

また、訴訟上の和解が成立した事案も含めた医療訴訟全体をみたときに、裁判所が医療機関側に法的責任があるとの心証を抱いた事案も一定数あり、その多くが和解により終了しているとの考察がある（前掲「東京地方裁判所医療集中部（民事第14部、第30部、第34部、第35部）における事件概況等（令和４年）」・30〜31頁）。

医療訴訟が患者側にとって難しい類型の事件であることは言うまでもないが、時間をかけて丁寧に調査をし、患者側代理人弁護士として医療機関の法的責任を追及すべきとの結論に至ったのであれば、提訴することを躊躇うべきではない。

ウ　平均審理期間

令和４年司法統計によると、平均審理期間については、医療行為による損害賠償請求事件792件のうち、最も多いのが２年以内（232件）で、３年以内（202件）、４年以内（91件）、１年以内（90件）の順となっている。

通常訴訟全体をみると、最も多いのが６月以内（27,279件）で、２年以内（25,867件）、１年以内（25,687件）、３月以内（22,138件）

の順となっている。

また、東京地裁の令和４年の統計では、全195件のうち最も多いのが１年超２年以内（75件：38.4%）で、２年超３年以内（42件：21.5%）、６月超１年以内（39件：20.0%）、３年超４年以内（15件：7.6%）の順となっている（前掲「東京地方裁判所医療集中部（民事第14部、第30部、第34部、第35部）における事件概況等（令和４年）」18～20頁）。

（２）平成11年～令和３年までの推移

ア　平均審理期間

平成11年の既済事件の平均審理期間は34.5月であったが、その後短縮傾向となり、平成26年には22.6月となった。

その後、微増傾向となり、令和３年の既済事件の平均審理期間は26.7月となっている。

上記⑴ウで述べた令和４年司法統計と併せてみても、通常訴訟と比較して、依然として医療訴訟は審理期間が長期化する傾向にあるといえる。

必ずしも審理期間が短期間であれば良いというわけではないものの、審理が長くなることは患者側代理人弁護士のみならず、依頼者にとっても大きな負担となる。提訴するかどうかを判断するにあたり、第一審においてこのような審理期間を必要とすることは、依頼者との間で共有しておく必要がある。

イ　認容率

認容率については、平成11年から平成19年までは30%台後半を中心に推移しており、46.9%（平成12年）や44.3%（平成15年）などという時期もあったが、その後顕著に減少傾向となり、平成26年以降は20%前後で推移している。

（3）医療集中部

現在、札幌、仙台、さいたま、東京、千葉、横浜、名古屋、大阪、広島、福岡の10地裁には医療集中部（1ヵ部ないし4ヵ部）が設置されており（「専門訴訟講座4　医療訴訟」（令和5年、第2版）・浦川道太郎ほか編・548頁）、特定の部に医療訴訟が係属することとなっている。

3　訴状（請求原因）の書き方

（1）はじめに

第Ⅲ章で述べたとおり、医療事件は、時間をかけて調査を実施することが基本である。

また、本章第2-2～4で述べたとおり、話し合いによる解決を模索して損害賠償請求書や反論書面を作成したり、民事調停・医療ADR申立のために申立書や主張書面を作成したりする等の経過を経ていることもある。

そのため、話し合いや調停等による解決の目途が立たずにやむなく提訴するに至った場合であっても、白紙の状態から訴状を作成することはほとんどない。

調査及び交渉経過等で作成した書面を、訴状の形式に修正するとともに、訴訟上の立証を意識したものに整えるということによって訴状を完成させることが可能となるはずである。

訴状の作成方法については、一般論としては民訴法及び民訴規則の定めにしたがえば足りるということになる。

また、医療訴訟特有の事項に配慮した訴状の作成方法については様々な書籍等で解説がなされているので、参考になる（一例として、「専門訴訟講座4　医療訴訟」（令和5年、第2版）・浦川道太郎ほか編・291～297頁、「リーガル・プログレッシブ・シリーズ　医療訴訟」（平成21年、初版）・秋吉仁美編著・15～34頁、「裁判実務シリーズ5　医療訴訟の実務」（令和元年、第2版）・髙橋譲編著・52～54頁、東京

地裁指針10頁、大阪地裁方針８～９頁)。

そのため、以下で述べる訴状の書き方も、筆者が現時点で採用している一つの形であって、全ての事案に妥当するものではない。実際の訴状作成にあたっては、訴状が事件の顔であり、裁判所が最初に目を通して一応の心証形成をする書面であるという点を意識しつつ、説得的な内容になっているかを検討してもらいたい。

(2) 請求原因の構成

筆者が最近使用している訴状書式のうち、請求原因の構成を以下に記載した。

第１　事案の概要
第２　当事者及び身分関係
第３　診療経過
第４　医学的知見
第５　医学的機序
第６　注意義務違反
第７　因果関係
第８　損害
第９　訴訟に至る経過
第10　結語

このうち、「第１　事案の概要」を記載することには、次のような意義がある。

医療事件は個別性が強く、訴状としても一定量の頁数が必要になる。そのため、どのような事案であるかを端的に示しておかないと、その後に続く診療経過や医学的知見に関する記述が、原告の主張との関係でどのような意味を持つのか、不明瞭となる。

注意義務違反・因果関係・損害まで読み進めないと、診療経過や医学的知見の位置づけがわかりにくいというような事態を解消するため、冒頭で原告の立場から主張を端的に示すことが有用である。

判決書においても、冒頭に事案の概要を示すことがあるが、訴状に記載する場合もそのような内容・分量で足りる。具体例として、最判令和５年１月27日裁判所ウェブサイトの冒頭で示された一文（一部、筆者において訴状形式に修正した。）を以下掲載する。

> 本件は、統合失調症の治療のため、被告の設置する〇〇県立〇〇病院（以下「本件病院」という。）に入院した患者（以下「本件患者」という。）が、入院中に無断離院をして自死したことについて、被告には、診療契約に基づき、本件病院においては無断離院の防止策が十分に講じられていないことを本件患者に対して説明すべき義務があったにもかかわらず、これを怠った説明義務違反があるという事案である。

（３）診療経過の記載方法

診療経過は、事実経過を示すとともに、注意義務違反・因果関係・損害の全ての基礎となる事実でもあるから、訴状においては必要十分な事実を漏れなく記載する必要がある。

たとえば、ある時点で特定の検査を実施すべきなのにしなかったというような主張をする事例を考えると、当該「ある時点」までの間に患者にみられていた臨床症状、患者に行なわれた各種検査結果、患者の既往歴など特定の検査をすべきことを積極的に推認させる事情を記載する必要がある。また、ある検査画像に写っていた影（腫瘍）を見落とした過失を主張するような事例を考えると、患者が検査をすることに至った経緯、検査実施日、読影報告書の記載内容と、その後腫瘍を発見・特定するに至った経過、治療経過などの事情を記載する必要がある。

特に、東京地裁及び大阪地裁においては、被告医療機関の診療記録は被告側から翻訳を付して乙号証として提出する運用となっている（東京地裁指針12頁、大阪地裁方針９頁）。そのため、訴状で被告医療機関での診療経過を記載する場合、書証の提出はせずに、調査段階で入手した被告医療機関の診療記録を正確に引用することが求められる。筆者は、「医師記録（○氏記載）」「看護記録（○氏記載）」「CTレポート（○氏記載）」「○医師作成に係る○月○日付け退院時要約の・・・欄」などと、後日乙号証で診療記録が提出された後でも突合できるようなるべく特定することを心掛けている。事案によりけりであるが、日付や時間も併記する方が望ましい。

次に、前医・後医の診療経過については、主張立証に必要な限り、診療記録を甲号証として提出の上、診療経過を記載することとなる。そのため、「（甲Ａ○号証・○頁）」などと頁数を引用して抜粋すれば足りる。

（4）医学的知見の記載方法

ア　はじめに

事実経過を含む訴状全体の理解のために必要となる医学的知見は独立の項を設けて記載する。たとえば、ある疾患に対する治療法が中心的な問題となるような事案であれば、当該疾患に関する基本的事項を予め概括的に記載する。また、ある薬剤の効果が問題となるような事案であれば、当該薬剤の適応、効能・効果及び副作用等の基本的事項を予め概括的に記載する。

イ　医学専門用語の解説

訴状や書証には医学専門用語が頻繁に登場する。少なくとも、訴状で記載する医学専門用語は本文か脚注において一定の解説を加えるべきである。

本文にするか脚注にするかの判断基準について、筆者は、その医学専門用語の意味内容が争点となり、被告による認否の対象とする必要があると考えるのであれば本文に記載するようにしている。

他方、医学専門用語の意味内容に特段の争いが無いと見込まれる場合は、本文に医学専門用語の解説を入れ込むと読みづらくなるため、脚注において解説をするようにしている。

医学専門用語を解説する場合、南山堂医学大辞典や医学書院医学大辞典を引用したり、医学文献を引用したりすることが多い。筆者は、これら用語解説のために引用した文献を訴状段階で証拠提出することはせず、争点整理の中で立証のため必要となった場合、証拠提出するようにしている。

ウ　文献の引用方法等

医療訴訟においては、提訴時に医学文献を提出しないということは考えられない（「医療訴訟の審理運営について」・桃崎剛・判タ1505号10頁）。そのため、調査の過程で収集した文献の中から取捨選択して医学文献を提出することになる。

その際、訴状で一般民事訴訟のように本文に括弧書きで書証番号を記載するだけでは、当該医学文献からなぜそのような法的主張が導かれるのかがわかりにくくなる虞れがある。

そこで、医学文献を法的主張に結び付けることを意図して提出・引用する場合には、あえて原文のまま重要部分を引用することが有用である。

一例を挙げると、筆者は、注意義務を導く部分で、以下のように引用することが多い。

> 【著者名】「（文献名）」によれば、「・・・」「〜〜〜」等と指摘されている（甲Ｂ第○号証○頁）。
>
> 甲Ｂ○「（文献名）」○頁〜○頁
> 「・・・。」（○頁）
> 「〜〜〜。」（○頁）

また、医学文献ではカラーイラストや表を用いて医学的知見の解説がなされていることもある。人体の解剖学的知識が前提となる事案や手術手技が問題となる事案では、訴状にその点を解説する部分のカラーイラストを加工・貼り付け等して表示することが有用である。合併症の割合や臨床研究の結果等を示す場合には、本文に落とし込むよりも医学文献に示されている表を加工・貼り付け等して表示する方が理解に資することもある。

(5) 医学的機序の記載方法

医療訴訟特有の項目として、訴状には医学的機序を記載する。

医学的機序とは、法的評価を含まない医学的観点に基づく結果に至る事実の流れを意味する。請求原因としての因果関係とは別の概念である。

たとえば、①患者の免疫力が低下していた→②あるウイルスに感染した→③感染症の症状である呼吸器症状が出現した→④全身状態が悪化した→⑤敗血症により死亡した、というように、医学的観点に基づく事実の流れを記載する。

医学的機序を記載することによって、どの時点でどのような措置を講じれば（又は講じなければ）損害が生じなかったのかを整理することが可能となる。言い換えれば、このような医学的機序を記載せずに、ある時点である医療行為をした（しなかった）ことが過失であるといくら主張しても、それが損害との関係でどのように関係するのかが不明瞭となるから、医学的機序を記載することが必要不可欠である。

(6) 注意義務違反の記載方法

いわゆる過失であり、本章第1-1において検討した過失を記載する。

その基礎となるのが医学的知見であり、作為義務違反（不作為による過失）であればある特定の場面で求められる医療行為について、不作為義務違反（作為による過失）であれば、ある特定の場面で行うべきではない医療行為について、医学文献を引用しながら説明する。

次に、それら医学文献から導かれる規範に、具体的事実をあてはめる。

同種事案の裁判例があれば、当該裁判例でどのような注意義務を措定しているかを踏まえて、場合によっては裁判例を引用して主張することもあり得る。ただし、医学的知見が日進月歩であることを踏まえると、判決当時の医学的知見が訴状の事案に妥当するかを十分に検討する必要があろう。

注意義務違反の法律構成（債務不履行または不法行為）も明確にする必要がある。

（7）因果関係の記載方法

本章第1-2において検討した因果関係を記載する。

注意義務違反に基づき損害が生じたことを具体的に説明する。

まず、不作為義務違反―ある医療行為を実施してはならなかったのに、実施した―を主張する場合（すなわち、作為による過失を主張する場合）は、ある医療行為を実施したことによって損害が生じたこと（言い換えれば、ある医療行為を実施しなければ、損害が生じなかったこと）を指摘することとなる。例えば、投与してはならない薬剤を投与したことによって後遺障害が残存したという事案であれば、当該薬剤の添付文書の禁忌欄や副作用欄を引用する等して、当該薬剤の投与がなければ、後遺障害が残存しなかったであろう高度の蓋然性（本章第1-2⑸参照）が認められることを記載する。

次に、作為義務違反―ある医療行為を実施すべきだったのに、実施しなかった―を主張する場合（すなわち、不作為による過失を主張する場合）、ある医療行為を実施しなかったから損害が生じたこと（言い換えれば、ある医療行為を実施していれば、損害が生じなかったこと）を指摘することとなる。例えば、なすべき検査を実施しなかったことによって治療が遅れて死亡したという事案であれば、検査をしていればどのような結論が得られ、どのような治療行為がなされ、治療が奏功して死亡しなかったであろう高度の蓋然性が認められることを記載する。

このように、作為義務違反（不作為による過失）を主張する場合、不作為義務違反（作為による過失）とは異なり、いくつかの仮定が積み重なることが多いため、その点を意識して訴状を作成することが必要である。上記の例でいえば、事実面として、検査をしていればどのような結論が得られたのかという点を説明する必要があるし、医学的知見として、その検査結果に対してどのような治療行為がなされることになるのか、治療をすればどの程度成功するのか等を説明する必要がある。

最後に、予備的主張として、高度の蓋然性が認められないとしても、少なくとも相当程度の可能性（本章第1-2(6)参照）が認められるべき等と訴状に記載することが考えられなくもない。そのような主張をせざるを得ない事案もあるだろうし、ケースバイケースだが、筆者は、訴状段階において相当程度の可能性について言及することには基本的には消極である。

(8) 損害

本章第1-3において検討した損害を記載する。

入通院期間が長期にわたる場合、積極損害のうち治療費や通院交通費などは「別紙一覧のとおり」などとしてエクセル表で【日時】【費目】【金額】【書証番号】などを記載した一覧表を作成することがある。

(9) 訴訟に至る経過

提訴は、紛争の解決手段としては最終のものであるから、原告が調査・交渉の過程を経て、なぜ提訴に至ったのかという事実経過を記載する。

そのような記載をすることにより、理論面としては慰謝料の評価根拠事実・弁護士費用の発生根拠事実に援用することがあり得る。また、事実面としてはやむを得ず提訴に至った経過を裁判官に理解してもらうという効果もある。

どのような事実を記載するかはケースバイケースだが、たとえば説明を求めても拒否されたこと、損害賠償請求をして任意交渉による解決を求めたが合理的理由なく責任を認めなかったこと等を、交渉経過で作成した書面及び被告から受領した書面等を書証として提出の上、記載することも考えられる。

(10) 被告医療機関側から予想される反論とこれに対する再反論

調査・交渉の過程で、医療機関側から具体的な反論がなされることもあり、その反論の当否については提訴前に時間をかけて検討し、再反論の方針についても検討済みであると思われる。

したがって、被告医療機関側からなされる可能性が高い反論については、被告からの答弁書・準備書面等での主張を待つことなく、訴状において「被告医療機関から予想される反論」等という項目を立て、これと併せてこれに対する原告側の再反論を記載することがある。

そのような記載をすることで、訴訟上の争点が徒に拡散しないよう訴状においてコントロールするとともに、審理期間を短縮するという効果をもたらすことがある。

(11) 証拠保全を実施していること

提訴前に証拠保全を実施している場合、証拠調べを行った裁判所及び証拠保全事件の表示を記載しなければならない（民訴規則54条）。その旨を１～２行程度で記載すれば足りる。

(12) 被告の選択

医療訴訟においては、法律構成に拘わらず、当該医療機関を設置・経営する主体（法人）のみを被告とすれば足り、医師や看護師などの医療従事者個人を被告とする必要はない。

その理由は、第一に、医療訴訟を通じて同種医療事故の再発防止を図るという医療訴訟の意義・目的との関係で、医療従事者個人を被告とすることに何ら実益がないという点にある。

また、第二に、損害賠償請求（債権回収）という側面において、通常は医療機関を設置・経営する主体を被告とすれば足りるという点がある。

もちろん、医療機関を設置・経営する主体が廃止等により提訴時には存在せず、損害賠償請求（債権回収）のためにやむを得ず医療従事者個人に対して損害賠償請求訴訟を提起することもあり得る。

（第Ⅳ章第3-1、2、3／弁護士　晴柀雄太）

4　争点整理

（1）争点の把握

ア　争点整理の目的

争点整理手続では、主張と立証が行われるが、その目的は、当該事案で争点とされるべき事柄を早期に把握し、その争点に関する両当事者の十分な主張と立証を尽くさせることで、争点中心の人証調べや鑑定等を実施し、迅速かつ適切な紛争の解決を図る点にある。

当事者双方からの主張と立証の提出とともに争点整理が行われる点は、医療訴訟でも一般事件における訴訟と特段の違いはない。

しかし、医療訴訟では、①悪しき結果の発生までの医学的機序（客観的事実経過）がどのようなものであるか、②医師ら医療従事者の注意義務の内容、③医師ら医療従事者による注意義務違反の事実の有無、④当該注意義務違反がなければ悪しき結果が生じなかったといえるか（注意義務違反と損害との間の因果関係の有無）、⑤損害額がいくらか、という各点が問題となり、一般の事件よりも争点となる項目が多い上、患者側代理人（原告側）から、複数の注意義務違反を主張するケースも珍しくはない。

そのため、医療訴訟では、争点が多数かつ複雑となる傾向がある。そのような中で、裁判所に事件の問題点を正確に把握してもらうためには、患者側代理人（原告側）において、適切な争点を提示する必要がある。

イ　適切かつ明確な争点設定

医療事件では、訴訟を受任する前に必ず患者側代理人で調査を行っており、その中で、相手方医療機関から、説明会における回答や質問書に対する回答書を得ているはずであるから、患者側代理人としては、訴訟提起の段階で、当該事案における争点は明確に設定できているはずである。

訴状作成段階だけではなく、訴訟が開始した後の争点整理の段階においても、この争点を適切かつ明確に意識した主張と立証を行う必要がある。適切かつ明確な争点の提示ができないと、裁判所から患者側有利の心証を取ることはできないといっても過言ではない。患者側代理人としては、このことを肝に銘じる必要がある。

前述したように、医療訴訟では、一般的に、①悪しき結果の発生までの医学的機序（事実経過）がどのようなものであるか、②医師ら医療従事者の注意義務の内容、③医師ら医療従事者による注意義務違反の事実の有無、④当該注意義務違反がなければ悪しき結果が生じなかったといえるか（損害との間の因果関係の有無）、⑤損害額が問題となる。したがって、医療訴訟の争点整理では、上記のどの部分についてのものであるかを意識した主張・立証を行いつつ、特に被告医療機関が争っている点については、その主張の弾劾（反論）まで意識した主張と立証を早い段階で展開する必要がある。

そのために、原告（患者側代理人）としては、被告医療機関が訴訟において何を争っているのかを、早い段階で把握する必要がある。訴訟の段階で、調査段階での主張と必ずしも一致しない主張を被告医療機関側が展開する場合もある。被告医療機関側からの答弁書や準備書面で、被告医療機関側が何を争おうとしているのか不明瞭な場合は、原告からの主張に対してどの点を争うのかを明確にするよう、求釈明も活用すべきであろう。

ウ　早期の段階での主張・立証の重要性

争点整理では、原告からの訴状を陳述した上で、訴訟に対する答弁書や準備書面による主張が被告医療機関からなされ、その主張に対して原告がさらに反論を行っていくことになる。その際、訴状や、訴状への被告側からの主張に対する反論の準備書面（いわゆる第1準備書面）における主張が、その訴訟における争点の設定と、争点における原告の主張の根幹をなすことになるため、これらの書面については、原告代理人（患者側代理人）において、被告側からの予測される反論に耐えられるか否か、証拠によって立証が十分に可能か否か等の点を十分かつ慎重に検討した上で、作成・提出する必要がある。この時点において、裁判所から「主張が不明瞭である」との指摘を受ける場合、原告の主張に対する裁判所の心証が悪化してしまうことも十分に考えられる。そのようなことはくれぐれも避けなければならない。

（2）証拠（書証）の整理と提出

ア　書証の提出方法

争点整理では、主張とともに証拠（書証）を提出する。

医療訴訟で証明の対象となる事実は、①悪しき結果の発生に至る医学的機序を含めた診療経過に関する事実、②医師ら医療従事者の注意義務や注意義務違反、当該注意義務違反と悪しき結果との因果関係の存在を裏付ける医学的知見に関する事実、③原告が受けた損害に関する事実に大きく分かれる。

一般の民事訴訟では、原告から提出する書証には、提出順に「甲第○号証」のように番号を付すが、医療訴訟における証拠は、上記の立証事実に併せて、概ね次のようにＡ号証～Ｃ号証に分類して提出する。そして、証拠説明書も、Ａ号証、Ｂ号証、Ｃ号証に分けて提出することが一般的である。

㋐　A号証（甲A第○号証、乙A第○号証と番号を付す）

診療や看護、投薬等の事実経過に関する書証である。

診療録、看護記録、レントゲンやCT、MRI等の検査画像、各検査記録、手術記録、診断書、担当医師や当事者本人の陳述書などがこれに該当する。

㋑　B号証（甲B第○号証、乙B第○号証と番号を付す）

医療行為等の評価や一般的な医学的知見に関する書証である。

医学の教科書などの基本書や医学論文、症例報告、ガイドライン等の医学文献や医薬品の添付文書、専門家医師による鑑定書（私的意見書）などがこれに該当する。

㋒　C号証（甲C第○号証、乙C第○号証と番号を付す）

損害立証のための書証やA号証及びB号証に含まれないその他の書証である。

治療費や通院交通費の領収書、収入を立証するための源泉徴収票や給与明細、戸籍関係書類などがこれに該当する。

イ　書証の種類と特徴

㋐　診療記録（カルテ）

医療訴訟において最も重視される証拠は、診療記録（カルテ）である。客観的な事実経過がどのようなものであったのかは、悪しき結果が生じるに至る医学的な機序や医師の注意義務の内容、注意義務違反の有無、注意義務違反と悪しき結果の因果関係、損害のいずれの論点についても判断の基となるが、診療記録は、その事実関係が最も具体的に記載されている資料の１つとなるからである。

医療訴訟では、被告医療機関の診療記録は必ず証拠として提出されるが、被告医療機関の前医や後医における経過が争点判断において重要と考えられるような事例の場合は、前医や後医における診療記録が証拠として提出される場合もある。

ところで、診療記録には、医学用語や略語、外国語など、裁判官において直ちに理解できない記載も多く含まれている。そのため、そのような言葉には赤文字で翻訳を付した上で証拠提出する必要がある。

被告医療機関の診療記録は、通常、所持者である被告医療機関から翻訳を付して証拠提出される。被告医療機関の診療記録は、早ければ第１回目の期日までに、遅くとも第２回目の期日までには提出されることが通常である。一方、被告医療機関の前医や後医の診療記録は、その内容を有利に援用したいと考える当事者から提出する。したがって、原告から前医や後医の診療記録を証拠提出する場合には、原告本人に診療記録を取得してもらった上で、翻訳を付して原告側から証拠提出する。ただ、翻訳作業を原告代理人が自ら行う場合、非常に多くの時間と労力を要する。翻訳を付する箇所が少ない場合は原告代理人で翻訳を付する場合もあるが、翻訳を要する箇所が多い場合には、翻訳作業を外部の団体に委託する場合もある。（ただし、その場合は、一定の金銭負担が生じるため、事前に原告本人に了解を得ておくことが望ましい。）

なお、原告のみならず、被告医療機関も前医や後医の診療記録の証拠提出を希望している場合は、被告側から文書送付嘱託の申立をしてもらった上で、翻訳を付した書証として被告側から証拠提出してもらうことを検討するのも、１つの方法である。

㈠　医学文献

医学文献には、いわゆる基本書と言われる教科書や、ガイドライン、医薬品の添付文書、論文、医学雑誌における記事、特定の症例に関する症例報告など、様々なものがある。医学文献は、一般的な知見を立証する証拠として提出されるが、証拠提出の際には、何を立証するかという立証目的を意識する必要がある。そして、文献の記載中、立証目的との関係で特に注目して欲しい箇所には、ラインマーカーを付するなどして、原告の立証趣旨を裁判官によりよく理解してもらうための工夫をする必要もある。

ところで、裁判所によっては、争点整理の段階で概ねの心証を形成してしまうケースも珍しくはない。そのため、原告（患者側代理人）としては、争点における立証目的ごとに、適切な書証を提出することに留意する必要がある。

ウ　立証目的ごとの書証提出上の注意点

(ア)　医学的機序

原告側が主張する医学的機序が客観的に存在していたことを示す記録が存在する場合（例えば、椎間板ヘルニア手術後に下肢の麻痺が出現した事案において、「手術器具によって脊髄の神経を損傷した。」というような記載がなされた手術記録や、手術器具で誤って神経を損傷する様子が撮影されている手術ビデオが存在しているような場合）は、当該記録が十分な直接証拠になるため、その証拠提出のみで足りるであろう。

しかし、診療記録等から立証される診療経過で医学的機序が直接に立証されるようなケースで、医学的機序が争点となることはほとんどない。医学的機序が争点となるのは、悪しき結果が生じるまでの経過が、診療記録等の内容だけでは必ずしも明確にならないようなケースである。

このような場合は、診療記録等で明らかになっている診療経過を前提に、原告が主張する医学的な機序を推認させる一般的な医学的知見を、医学文献の提出によって立証する。例えば、特定の医薬品の過量投与による副作用で悪しき結果が生じたと主張しているような事例であれば、投与された医薬品から悪しき結果につながる副作用が生じることや投与基準量が記載された当該医薬品の添付文書、当該薬剤の副作用の発生率の統計に関する論文・医学雑誌の記事等を証拠として提出することが考えられる。

また、原告が主張する医学的機序が最も合理的に考えられるとの見解を協力医が示してくれる場合は、その内容を記載した協力医の私的意見書（本章第3-4(3)参照）を提出して、医学的機序の立証を行う場合もある。

原告が考える医学的機序の立証に失敗した場合は、原告の主張の前提が崩れることになってしまう。そのため、機序が争点となっている場合は、できるだけ多くの医学文献や私的意見書による十分な立証を心がけるべきである。

(イ)　注意義務・注意義務違反

a　医療水準と注意義務の視点

本章第1-1(2)でも説明されているとおり、医師ら医療従事者の注意義務は、医療水準によって決められる。医療水準とは、判例上、「診療当時のいわゆる臨床医学の実践における医療水準」であるとされる（最判昭和57年３月30日集民135号563頁）。また、この医療水準は、全国一律のものではなく、診療に当たった医師の専門分野や当該医療機関の性格、当該医療機関が所在する地域の医療環境の特性等の諸般の事情を考慮して決せられる（最判平成７年６月９日民集49巻６号1499頁）。

さらに、その注意義務は、後方視的視点（結果が生じた時点から振りかえって「何をすべきだったのか」を考える視点）ではなく、前方視的視点（結果が生じる前に、その時点で確認されている事情を基に、「これから何をすべきか」を考える視点）に基づいて構成する必要がある。そのため、医師ら医療従事者の注意義務については、当該医療行為の時点において存在が認められた具体的な事情や医学的知見に基づいて、医師ら医療従事者がいつ、どのような診療行為を行うべきであったのか（あるいは、行うべきではなかったのか）を、当該医療行為の時点における医療水準に照らしながら具体的に主張・立証する必要がある。

したがって、注意義務を立証するために医学文献等を提出する際には、当該文献が事件当時のものであり、かつ、被告医療機関と同種の医療機関にも該当する医学的知見に論及した文献等であることを意識する必要がある。

また、特定の文献だけに言及されているような知見では、臨床医学の実践における医療水準を裏付けるものとは認められにくい。注意義務を立証するためには、根拠となる医学的知見に論及しているできるだけ多くの医学文献を集めて証拠提出する必要がある。さらに、特定の医師による個人的な論文よりも、ガイドラインや医薬品の添付文書、基本書のような汎用的性質を持つ資料の方が、よりいっそう「臨床医学の実践における医療水準」に対する証明力が強くなることも意識する必要がある。

特に、医薬品の添付文書で警告や禁忌として明確に基準が定められている内容に反する医療行為が行われた場合には、そのような行為が行われたことについての合理的理由を医療機関側で主張・立証しない限り、医療機関側の過失（注意義務違反）が推認されると理解されている（最判平成８年１月23日民集50巻１号１頁）。また、ガイドラインにおいてある疾患について特定の治療法を推奨している場合にそれと異なる治療法を採用した時も、医療機関側でその合理的理由を主張・立証できない限り、過失（注意義務違反）が事実上推定されると理解されている。そのため、ガイドラインや医薬品の添付文書に反する医療行為がなされている場合、これらのガイドラインや添付文書は、原告側にとって非常に重要な証拠となる。

b　医療慣行

ところで、医療水準に関して、被告側より、「実際には医学文献などで指摘されているような基準での医療行為はなされておらず、当該事件でなされたと同様の医療行為がなされているから、原告が主張する注意義務は医療水準には該当しない」として、被告医療機関と同種の医療機関における現状（医療慣行）についての主張・立証がなされる場合がある。しかし、最高裁判例（最判平成８年１月23日民集50巻１号１頁）では、医療水準はいわゆる医療慣行とは異なるとされている（本章第1-1⑵イ参照）。そのため、上記のような被告からの主張に対しては、医療機関における現状を立証するだけでは被告は免責されないことを、原告から反証する。

c　注意義務や過失の特定が困難な場合

医師ら医療従事者の注意義務と注意義務違反行為（過失行為）は、具体的に特定して主張・立証する必要がある。「医療従事者が適切な医療行為をしなかった。」と主張するだけでは、原告の主張は認められない。医療訴訟における注意義務と過失は、「医療従事者がいつ、何をすべきであった（あるいは、すべきではなかった）にもかかわらず、それをしなかった。（あるいは、してしまった。）」という内容を、具体的に主張し、立証しなければならない。

しかし、例えば、手術中の手技のミスによって術中ないし術後に患者の状態が急変し、悪しき結果が生じたと主張するケースで、手術ビデオが存在しないような場合は、その手術の中のどのような具体的行為が過失行為であるかを患者側で特定することは困難である。

このようなケースに関する判例として、顔面・けいれんの根治手術である脳神経減圧手術を受けた患者に術後まもなく脳内血腫等が発生し、これにより患者が死亡した事案において、「①神経減圧手術中の操作によっては小脳内血腫等を引き起こす可能性がある、②本件手術における手術操作がなされた部位と血腫が生じた部位が近接している、③血腫は本件手術後まもなく発生している、④術前に本件手術中に高血圧性脳内出血を起こす素因があることが確認されていない、⑤高血圧性脳内出血のうちそれが小脳に発生する確率は約１割程度に過ぎない、⑥遺体の病理解剖によっても、患者の小脳に生じた血腫の原因となる明らかな動脈瘤や動静脈奇形の所見は認められない、という事情から、本件手術の施行とその後の患者の脳内血腫の発生との関連性を疑うべき事情が認められるのであり、他の原因による血腫発生も考えられないではないという極めて低い可能性があることをもって、本件手術の操作上に誤りがあったものと推認することはできないとした原審の認定には経験則ないし採証法則違背がある」旨を示した最判平成11年３月23日（集民192号165

頁）がある。

そのため、手術中の手技ミスを過失として主張する場合は、過失内容はある程度抽象的なものとした上で、前記の判例（最判平成11年３月23日集民192号165頁）を示しつつ、①操作部位と損傷部位との時間的場所的な近接性が認められること、②手技と症状発生とが時間的に接着していること、③当該手技が結果を生じさせる危険性が一般的に高いとされていること、④患者に生じている症状が当該損傷に付随すると一般的に認められている症状に合致していること、⑤他の原因による症状発生の可能性が極めて低いこと、などの事情を主張し、①や②は主に診療記録の記載によって、③～⑤は医学文献等による医学的知見によって、それぞれ立証する。

d　説明義務違反

医療訴訟では、医師による診断の誤りや治療法選択の誤り、手技上の誤り、医薬品の過量投与などの具体的な注意義務違反と併せて、説明義務違反を主張する場合が多い（本章第1-1⑸参照）。

説明義務違反を主張する場合は、原告から、①医師に具体的な説明義務があることと、②医師がその説明を患者に対して行わなかったこと、を立証する必要がある。①の点は、例えば、合併症や副作用に関する説明義務を主張する場合は、なされた医療行為から特定の合併症が生じる確率が高いとされていることを示すガイドラインや医学文献、統計資料、投与された医薬品から重大な副作用が生じることが記されている添付文書等を証拠として提出する。患者にとって実際に行われた医療行為とは別の選択肢となりうる治療方法や術式についての説明義務を主張する場合は、別の治療方法や術式を実施することが医療水準としてある程度認められており、かつ、それが当該患者にとって有効である可能性があったことを裏付ける医学的知見が記載されたガイドラインや医学文献等を証拠として提出する。一方、②の点については、説明をした旨が記載されていない診療記録や、説明がなかったことを記載した患者本人や家族の陳述書などが証拠となる。

原告からの説明義務違反の主張に対して、診療記録に患者や家族に対する説明を行った旨とその内容が記載されていないにもかかわらず、「口頭で説明したが、診療記録には記載していない。」という主張が被告からなされる場合も多い。そのような場合は、説明内容が重要であることを医学文献等の証拠によって立証した上で、より重要性が低い事項についての説明内容が診療記録に記録されていればそれも指摘しつつ、「このような重要事項についての説明内容を診療記録に残さないはずがない。」などと反論することが考えられる。

また、被告側が、合併症について記載した同意書に患者がサインしていることを指摘して「合併症についての説明はなされていた。」と主張する場合もある。しかし、患者は医療についての知識は一般的に有していないのであるから、仮に同意書にサインがなされていたとしても、その同意書に記載されている内容について具体的な説明がなされていないのであれば、医師による説明義務が果たされたということはできない。したがって、同意書にサインがあるとの被告からの主張に対しては、実際に医師からの具体的説明がなされたか否かが問題であることを原告から指摘し、医師からの説明がなかったことの主張・立証を行うことになる。

㈢　因果関係

ａ　立証方法と注意点

因果関係における立証事項は、「医療従事者による具体的な注意義務違反がなかったら、悪しき結果は生じていなかった。」ということである。

ところで、因果関係の存在が裁判所によって認められるためにどの程度の立証が必要となるのかという点については、「訴訟上の因果関係の立証は、一点の疑義も許されない自然科学的証明ではなく、経験則に照らして全証拠を総合検討し、特定の事実が特定の結果発生を招来した関係を是認しうる高度の蓋然性を証明することであり、その判定は、通常人が疑を差し挟まない程度に真実性の確信を持ちうるものであることを必要とし、かつ、それで足りるものである。」（最判昭和50年10月24日民集29巻9号）とされている。このように、因果関係の立証では、原告が主張する過失行為から悪しき結果が生じたということについて「高度の蓋然性」（本章第1-2⑸参照）が認められることが必要であり、相当程度の可能性（本章第1-2⑹参照）では足りないとされている。なお、この「高度の蓋然性」がどの程度の割合かということについては、必ずしも具体的には明確になっていないが、一般的には、80％程度は確かであろうという状態を指すと言及する論文もある（「医療訴訟の現状と将来」・大島眞一・判タ1401号5頁以下）。

最判昭和50年10月24日民集29巻9号が示すように、因果関係の立証では、必ずしも医学的機序を全て明らかにする必要はない。特に、医療訴訟において患者側である原告が客観的な医学的機序を全て明らかにすることは極めて困難であることから、医療訴訟における因果関係の立証は、多くの場合において、間接事実の立証を積み重ねて因果関係の存在を推認させる方法によることになる。

具体的には、①医師ら医療従事者による注意義務違反行為が結果の原因として合理的に考えられること、②一方で、結果の原因として他の原因は考えられないことを、診療記録等から認められる事実を基に、医学的知見によって明らかにしていくことになる。この医学的知見を立証するために、医学文献や医師の私的意見書を証拠として提出することになる。また、各種の統計資料も、因果関係の立証においては有効な証拠となる。

なお、因果関係の立証は客観的な原因を推認させるものであるため、この場合の医学的知見は、注意義務を立証する場合のように事件当時のものではなく、現時点（口頭弁論終結時）における最新の医学的知見による必要がある。事件当時において一般的に妥当すると考えられていた医学的知見であっても、現在までに否定され、別の医学的知見が一般的になっているのであれば、因果関係を立証するための証拠として事件当時の医学文献を提出することは誤りであり、新しい（最新の）医学文献によって立証を行う必要がある。

b　不作為による過失と因果関係

ところで、原告が主張している具体的な注意義務違反行為が、例えば、「手術中に損傷してはいけない神経を損傷してしまった。」、「禁忌である薬剤を誤って患者に投与してしまった。」などの作為行為の場合は、因果関係における立証事項は、「医療従事者がなすべきではない行為をしていなければ、悪しき結果は生じていなかった。」ということになる。この場合、問題となっている作為行為がなければ悪しき結果が生じなかったことはある程度明らかであり、一般的には、因果関係の立証に特段の問題は生じない場合が多い。

一方、反対に、原告が主張している具体的な注意義務違反行為が、例えば、「○月○日午後○時○分の時点で患者の悪性腫瘍を疑ってCT検査やMRI検査等の画像検査をすべきだったのに、そのような検査をしなかった。」、「○月○日午前○時○分の時点で患者の血栓性脳梗塞に対して血栓融解剤を投与すべきなのに、それをしなかった。」などの不作為である場合は、因果関係における立証事項は、「医療従事者がなすべき行為をしていれば、悪しき結果は生じていなかった。」ということになる。

しかし、この場合は、医療従事者がなすべき行為をしていたら、悪しき結果は生じていなかったと果たしていえるのか、という問題が生じる。そもそも医療事件の場合、患者は既に何らかの疾患に罹患して通院や入院をしているため、仮に「医師がなすべきであった」と原告にて主張している治療行為を行ったとしても、いずれにせよ悪しき結果は生じていた可能性もあるのではないか、という疑問が残るからである。また、例えば、なされるべき検査がなされていなかったと原告が主張しているようなケースでは、検査がなされていないことから、その時点で患者の疾患がどの程度進行していたのか（その時点で患者がどのような状態であったのか）も分からない。そのため、不作為の注意義務違反を主張するケースでは、因果関係立証における原告の負担は、作為の注意義務違反を主張するケースと比較して、大きくなることを意識する必要がある。

なお、不作為による注意義務違反を主張するケースにおいて、患者の死亡が悪しき結果である場合は、医師ら医療従事者が注意義務を尽くして診療行為を行っていたならば、患者がその死亡の時点においてなお生存していたであろうことを是認し得る高度の蓋然性が証明されれば、その不作為と患者の死亡との間の因果関係は肯定される。そして、なすべき診療がなされていた場合に、患者がその後どれくらいの期間生存し得たかということは、損害の額の算定にあたって考慮されるべきものとなる（最判平成11年２月25日民集53巻２号235頁）。

㈵　損害

医療訴訟における損害の立証には、交通事故訴訟などの他の一般的な民事事件における損害の立証と、大きな違いはない。

医療従事者の注意義務違反がなければ生じていなかったはずの治療費や通院交通費、入通院による慰謝料、後遺障害や死亡による逸失利益や慰謝料、死亡の場合の葬儀費用などが主な損害項目となる（本章第1-3⑴ウ㈠参照）。

治療費や通院交通費、葬儀費用については領収書を、逸失利益については当該医療事故前の患者の収入を証明する源泉徴収票や給与明細、所得証明書等を、甲Ｃ号証として提出する。慰謝料については、一般的には交通事故に関する赤い本（「損害賠償算定基準」・日弁連交通事故相談センター東京支部）を参考とすることが多いが、被害が特に大きな場合は、赤い本による基準以上の慰謝料額を主張することも積極的に検討すべきである。その上で、慰謝料を立証する証拠として、被害者や遺族の陳述書、被害を受ける前の患者本人の写真や映像、被害を受けた後の患者本人の様子や生活状況が分かる写真や映像、被害によって障害認定を受けている場合の障害者手帳などを、甲Ｃ号証として提出する。

なお、死亡慰謝料について、高齢の患者が死亡した場合は、赤い本の基準によらず、大幅に低額とすべきとの主張が被告側からなされるケースもある。このような被告側からの主張に対しては、仮に高齢者であっても、「予期しない時点で突然に死を迎えることで人生を全うすることができなかった」ことによる精神的な苦痛は、若年者と差はないということを、反論する必要がある（本章第1-3(3)イ参照）。

（３）私的意見書の利用

ア　証拠としての私的意見書

私的意見書とは、患者側において、問題となっている事例の客観的機序や医療従事者の注意義務及び注意義務違反の内容、悪しき結果との間の因果関係について、第三者である専門医に依頼し、専門的知見に基づいてこれらが存在すると考えられる旨の内容を記載して作成してもらう文書（意見書）である。

医療訴訟では、客観的機序や医師ら医療従事者の注意義務、因果関係を原告（患者側）が立証する必要があり、そのために、立証目的に応じた医学文献等を書証として提出する。しかし、医学文献の記載は、あくまでも一般的な記載や、他の症例に関する報告・統計にとどまり、また、その内容をどのように評価するかという考え方も様々にあり得るため、個別事件である当該医療訴訟において問題となっている各論点の立証として、十分ではない場合もある。また、特に、不作為による注意義務違反を主張しているケースにおける因果関係の立証は、医学文献等の書証だけでは、因果関係の存在を推認させる間接事実の立証の積み重ねによるほかなく、因果関係の存在を直接に立証することはできない。

この点、私的意見書は、専門的な医学的知見に基づいて、まさに当該事案について専門医としての意見をまとめてもらうものであるため、当該事案における医学的機序や注意義務の存在、注意義務違反の存在、注意義務違反と悪しき結果との因果関係について、直接にこれを立証する貴重な証拠となる。特に、手術中の手技ミスの有無が争点となっている事案や、画像検査結果の評価が争点となっている事案、医学文献等が少ない稀な疾患に関する事案、医学的機序が複雑な事案など、医学文献等のみによる立証が困難な事案においては、私的意見書は非常に有効な証拠となる。

もちろん、一般的に、患者側に協力をしてくれる専門医（「協力医」と呼ばれる。第Ⅲ章第2-4参照）を見つけ、かつ、作成者として自らの氏名を出して意見書を作成してもらうことは、容易ではない（医療機関や学会などとの関係で、「意見を述べること自体は構わないが、自分の名前は出したくない。」という協力医は珍しくないが、作成者が記載されていない意見書では、客観的科学的な検証ができないため、意見書としての意味をなさない。）。

しかし、前述したとおり、私的意見書は医療訴訟における争点を原告（患者）の側から直接立証するための重要かつ有力な証拠となるため、協力医を見つけて私的意見書を作成してもらえた場合には、積極的にこれを証拠として提出すべきである。なお、私的意見書も、医療行為等の評価や一般的な医学的知見に関する書証であるため、甲Ｂ号証として提出する。

イ　協力医の確保

患者側にとって協力医を確保することは、容易ではない。そのため、訴訟を提起した後に、原告の主張に沿う意見を述べてくれる協力医を探すことは、全く現実的ではない。また、訴訟における原告の主張を具体的かつ適切なものとするためにも、提訴前の準備の段階から協力医に意見を求め、その意見も踏まえた主張により訴訟を提起する必要がある。実際にも、患者側が私的意見書を作成してもらう場合は、調査の段階で意見を聞いた協力医に、後に意見書を作成していただくことの了解を得た上で提訴し、その後に意見書を作成してもらうケースが多い。

なお、医療訴訟において原告（患者側）から私的意見書を提出した場合、その内容の信用性について争いになり、後の段階で私的意見書の作成者である協力医の証人尋問が実施されることが予想される。そのため、私的意見書の作成を依頼する際には、訴訟手続の中で、証人として裁判所に出廷して尋問を受けていただくことになる可能性があることも協力医に対して説明し、了解を得ておくべきである。

ウ　作成及び提出の時期

意見書を作成していただける協力医がいる場合、具体的にどのような段階で意見書を作成していただき、どのような段階で書証として裁判所に提出すべきであろうか。

提訴前の調査の手続における相手方医療機関による説明会や質問に対する回答から、原告側では、訴訟を提起した時点で、既に被告医療機関側からの反論内容は概ね予測できる状態になっているはずである。そのため、訴訟の早い段階で、裁判所に対して原告の主張・立証を明確に提示するという観点からは、予想される争点に関して早めに意見書を完成し、早期に証拠として提出する方法も考えられる。

しかし、訴訟の争点整理の段階で、調査の段階では提示していなかった反論を被告医療機関側が追加する場合や、調査段階での主張を被告医療機関側が変遷させる場合もある。その場合、既に予想している争点についてのみの私的意見書を作成して提出していると、被告医療機関側による主張の追加や変更によって新たに生じた争点について、さらなる追加の私的意見書の提出が必要となり、協力医に何度も意見書作成の手間をかけるとともに、私的意見書作成に要する費用も重ねて生じてしまうことになる。また、何通も私的意見書が提出されることにより、全体として協力医の意見の内容が冗長となり、裁判所に理解しづらいものになってしまうというおそれもある。

そのため、実際には、争点整理の初期の段階では、原告からは準備書面による主張と医学文献や損害立証資料等の書証の提出にとどめ、その後に被告医療機関側からの反論を含めた双方からの主張・立証がなされ、当該事案の争点がある程度明らかになった段階で、協力医に意見をまとめて私的意見書を作成してもらい、書証として提出することが多い。

協力医による私的意見書は、遅くとも争点整理手続の終了時までには提出する必要がある。争点整理手続終了後、担当医師の証人尋問が実施された後に協力医からの私的意見書を提出するような場合は、時機に後れた攻撃防御方法と判断される場合もありうるので、注意を要する。なお、控訴審の第１回口頭弁論期日に初めて提出された私的意見書について、同日に口頭弁論が終結されており、同私的意見書に対する反論を提出する機会が他方当事者に与えられていないことを理由に、同私的意見書に基づく認定を破棄した最高裁判例（最判平成18年11月14日集民222号167頁）がある。

私的意見書を証拠として提出する際には、私的意見書において参考にした文献として言及されている医学文献についても、併せて書証として提出することが望ましい。そうすることにより、私的意見書の信用性がより認められやすくなるからである。

エ　私的意見書作成の際の注意点

㋐　検討の必要性

協力医に私的意見書を作成してもらう場合、その内容は、患者側代理人において十分に吟味・検討する必要がある。

私的意見書であっても、その内容が他の医学文献等に記されている内容と大きく齟齬するものであるような場合は、裁判所によって信用性が否定されてしまう。それでは、原告から証拠として提出する意味が大きく失われてしまうばかりか、むしろ、被告医療機関側の担当医や協力医の見解に大きな信用性が与えられてしまうことにもなりかねない。

患者側に有利な意見であっても、医師の見解であるということのみでその見解に無条件に「飛びつく」ことは避ける必要がある。協力医から患者に有利な意見を述べてもらうことは有り難いことではあるが、患者側代理人としては、果たしてその見解が訴訟で被告側から反論を受けた場合も維持しうるものであるのか否かを、医学文献やガイドライン等に基づいて吟味・検証する必要がある。そして、医学文献やガイドライン等から認められる医学的知見に基づいて、協力医の見解に疑問が生じた場合は、仮にそれが些細なものであったとしても、協力医にその疑問を率直に提示して、見解を確認する必要がある。

さらに、協力医は、あくまでも医師であって法律家ではない。そのため、例えば協力医が「担当医による当該医療行為には問題がある。」という意見を出してくれたとしても、それが法律的にどのように評価されるべきであるかということは、弁護士である患者側代理人にて十分に検討・判断しなければならない。

私的意見書は、このような患者側代理人と協力医における検討を経た上で初めて、訴訟でも信用性を維持しうる協力医の意見としてまとまるものであることを、肝に銘じる必要がある。

㈠　記載事項

私的意見書には、協力医の意見のほか、作成者（協力医）の経歴、専門科目、臨床経験、意見書作成にあたって参照した書面、前提とした事実関係、参考とした文献の記載が必須である。これらの記載は、意見書の信用性の吟味のために必要不可欠だからである。したがって、患者側代理人として協力医に意見書の作成を依頼する際には、上記の事項についても記載していただくよう、依頼する必要がある。

(ウ) 作成方法

実際に私的意見書としての文書を作成する場合、その原案を協力医に作成してもらう場合と、協力医からの話をまとめて患者側代理人で作成する場合があるが、基本的には、医師の意見書である以上、どうしても協力医において作成することができないような事情がある場合を除いて、原案はまず協力医に作成してもらうケースが多いと思われる。

ただ、原案を協力医が作成する場合、前述のとおり、協力医はあくまでも医師であって法律家ではないため、意見書の内容が、当該医療訴訟におけるどの争点についてのどのような見解を述べるものか分かりづらくなっているような場合もある。そこで、意見書の原案を協力医が作成した場合も、それをそのままの内容で私的意見書とするのではなく、必ず、患者側代理人で内容を確認し、法律家から見て争点整理を通じて整理された争点に沿った内容となっているか、争点ごとに議論がかみ合っているか、裁判所や被告にもわかりやすい内容となっているか等の観点から、修正や記載の工夫をすべきと思われる点があれば、そのような修正や工夫が医師として可能か否かを協力医に相談・確認し、その上で、可能であれば修正や訂正を依頼していくという作業が必要不可欠である。

このように、私的意見書は、協力医による意見書ではあるが、その見解や記載の内容については、患者側代理人が法律家の視点から吟味・検討して、協力医と適宜に意見交換を重ねていくという積極的関わりが必要である。そのようにして作成された私的意見書であるからこそ、実際の訴訟において被告医療機関側からの反論にも十分に耐えるものとなる。そして、仮に協力医の証人尋問が実施される場合も、協力医は私的意見書作成の過程で当該事案の問題点や原告の主張を十分に理解することになるため、被告代理人からの反対尋問にも耐えることができるはずである。

（4）専門委員の利用

ア　専門委員制度

民訴法92条の2第1項は「裁判所は、争点若しくは証拠の整理又は訴訟手続の進行に関し必要な事項の協議をするに当たり、訴訟関係を明瞭にし、又は訴訟手続の円滑な進行を図るため必要があると認めるときは、当事者の意見を聴いて、決定で、専門的な知見に基づく説明を聴くために専門委員を手続に関与させることができる。」と定める。この規定に基づいて、医療訴訟でも専門委員が選任される。

専門委員制度は、専門的知見が前提となる事件の審理を充実させ、迅速に解決するため、裁判所が当該分野の専門家に専門委員として訴訟手続に関与を求めることができる制度である。

平成15年7月の民訴法一部改正（平成16年4月施行）で新たに定められた民訴法92条の2第1項では、専門委員は、あくまでも、専門的知見に基づいた「説明」を行うものとされている。これは、立法段階において、医療訴訟における専門委員の活動を想定した患者側弁護士から、被告側と同じ医師である専門委員が裁判所の補助者になった場合、専門委員が被告に有利な意見を述べ、それに裁判官の心証が左右されるおそれがあるとの強い懸念が表明されていたことを受け、専門委員が鑑定にわたるような意見をいわないようにする趣旨から、専門委員が述べることができることを「説明」にとどめ、「意見」は原則として認めない制度設計とされたことによる（最新裁判実務体系2「医療訴訟」・福田剛久ら編・168頁）。そして、平成15年11月12日最高裁判所規則第20号の専門委員規則1条でも、「専門委員は、専門的な知見に基づく説明をするために必要な知識経験を有する者の中から、最高裁判所が任命する。」と定められた。

ところが、非訟法の改正により専門委員に意見を述べさせることができるとされたことに伴い、平成24年7月17日最高裁判所規則9号により、専門委員は「説明をする」から「説明をし、又は意見を述べる」ものと改正され、これを機に、最高裁の専門委員参考資料（2014〔平成26〕年改訂版）では、当事者双方の同意を得て専門委員に「意見」を求めた上で、例外的に当事者双方が「証拠」化に同意した場合には、専門委員の意見の内容を証拠にすることができると理解されていると記載されるようになった。

イ　医療訴訟における専門委員制度とその問題点

医療訴訟において、裁判所は、歯科矯正事件や美容整形に関する事件など、特に当事者による医学的知見の立証が困難で十分になされない事件では、専門委員を積極的に介入させた上で、意見を聞くことを当事者に勧める傾向がある。また、その意見の内容を、証拠とすることについて両当事者に意見を求める場合もある。

しかし、専門委員を介入させ、意見を述べることを認めた場合や、その意見の内容を証拠とすることに同意した場合、それまでに原告から医学文献や私的意見書等により立証を積み上げてきた事項が、専門委員の意見によって覆され、事実上反証の機会すら失ってしまう危険性もある。専門委員制度では、鑑定のように、当事者からの十分な準備をした上での尋問などの検証のための手続保障がないためである。最高裁の専門委員参考資料（2014〔平成26〕年改訂版）でも、「当事者双方が専門委員の説明内容を証拠とすることに同意している場合には、手続保障を放棄していると見て、証拠にすることが出来ると理解されている。」として、専門委員の説明内容を証拠とした場合は、手続保障は放棄したとみなされるような記載がなされている。

そのため、原告（患者側）代理人としては、裁判所から専門委員の関与を打診された場合も、安易にそれに同意するのではなく、慎重な検討を行う必要がある。特に、訴訟事案について医学的知見の入手が困難であるとの理由で、専門委員による簡易鑑定的な意見を求める形での関与に安易に同意することは、避けるべきである。原告（患者側）代理人としては、まず、医学文献や私的意見書による立証に努力することを第1に考えるべきである。

なお、東京三弁護士会による医療関係事件検討協議会では、専門委員制度が利用された事件において代理人として担当した弁護士に対して、実際に経験した専門委員制度の実態と評価に関するアンケートを行った上で、その内容を踏まえた専門委員制度の活用状況の検証と検討の結果を、「専門委員制度アンケート等結果報告書」として、東京三弁護士会の各ホームページにて公表している。令和元年12月に公表された同報告書では、「専門委員制度を利用する場合の代理人として留意すべき点」として、「専門委員制度は鑑定と違って、専門委員は裁判所の専門的知見を補うアドバイザーであり、その説明は証拠とならないのが大原則であることを認識しておくこと。」という内容を始めとして10項目にわたる留意点も指摘されているため、参考となる。

ウ　専門委員の関与の実際

一方、一般的な医学的知見の補充や解説、争点整理や鑑定事項に関する助言や意見、一般的な質問に対する説明や意見のための専門委員の関与であれば、審理の充実や促進の観点から、これを利用することも選択肢の1つとなる。

専門委員の関与について、具体的な手続は民訴法では明確には定められていないが、概ね、以下のようなケースが多い。

(ア)　専門委員が医療訴訟において実際に関与している内容としては、以下のようなものがある。

a　医学的知見についての解説

b　裁判所等からの質問に対する回答

c　医学文献の教示

d　争点整理に関する助言や意見

e　証拠調べに関する助言や意見

f　鑑定事項や鑑定人に関する助言や意見

g　和解に関する助言や意見

h　簡易鑑定的な意見の陳述

(イ)　裁判所が専門委員の関与を提案する場合、まずは、専門委員の関与の可否と関与の内容（何を専門委員に依頼するか）について、両当事者に意見を照会する。一方当事者から専門委員の関与を求める場合もあるが、そのような場合は、裁判所から、他方当事者に上記の点について意見を求める。

(ウ)　両当事者が専門委員の関与とその内容に同意した場合、裁判所から専門委員の候補者が提示されるため、その可否について、両当事者から意見を述べる。両当事者からの同意があれば、当該候補者が具体的な専門委員として決定される。この同意をする際には、原告代理人は、当該候補者の出身大学や経歴を調査した上で、被告との関係性が認められないことを確認する必要がある。

(エ)　専門委員に対して照会する事項を、裁判所及び両当事者で協議して決定する。協議の上で決定した照会事項は、事前に専門委員に送付されることになるが、その際に、併せて専門委員に対して送付される資料についても、裁判所及び両当事者で協議の上で決定する。

(オ)　専門委員が出席する期日において、照会事項に対する説明を受ける。この場合、照会事項に対して専門委員から事前に回答書が裁判所に対して送られていることが多い。その場合は、事前回答書を謄写の上、原告代理人の立場で期日までに検討をする必要がある。期日では、専門委員からの口頭での説明の後に、裁判所や両当事者から質問をすることができるのが一般的であるので、事前の回答書の内容で疑問に感じた点や確認を要すると考えた点があれば、その際に質問をして確認をする。

(カ)　専門委員の説明内容は、調書に添付される場合もある。また、専門委員からの回答内容を証拠とすることに同意するか否か、裁判所から両当事者に意見を求められる場合もあるが、前述のとおり、専門委員の説明や意見を証拠とすることへの同意については、慎重な検討を要する。

エ　利用における心構え

専門委員制度の積極的運用については、訴訟当事者の立場からは手続保障上の問題がある。前掲の東京三弁護士会による医療関係事件検討協議会による「専門委員制度アンケート等結果報告書」でも、専門委員制度を利用する場合の留意点として、「専門委員は裁判所の専門的知見を補うアドバイザーであり、その説明は証拠とならないのが大原則であることを認識しておくこと。」や「専門委員の説明や意見を証拠にするのは例外であり、当事者の同意が必要であり、もし同意をすれば手続的保障を放棄したものとみなされることがありうることを知るべきである。」ことが指摘されている。

しかし、一方で、専門委員の関与により、適切な和解による早期解決がなされるような事案もある。専門委員制度は、当事者から十分な医学的知見がそもそも証拠として提出されていない事案や、当事者から証拠として提出された医学的知見を裁判所においてどのように理解したらよいか分からないような事案において、有効的に利用される。特に、訴訟案件数も増加傾向にある歯科矯正事件や美容整形に関する事案のように、医学文献等による医学的知見に乏しく、また、患者の要望との関係で医療水準をどのように設定すべきかを明確にすることが困難な類型の事件においては、専門委員制度の積極的活用により、紛争の適切かつ迅速な解決を実現できるのではないかとする見解もある。

専門委員の関与をより積極的に広げていくのか否か、専門委員による説明や意見の内容の証拠化を認めやすくするか否かなどを含めて、専門委員制度の運用のあり方については、今後の検討課題も多い。個別の医療訴訟において、原告（患者側）代理人には、専門委員制度の手続保障上の問題点を認識しつつ、それに抵触しない範囲で、事案解決のために専門委員の関与を利用していく工夫が求められるといえる。

（第Ⅳ章第3-4／弁護士　野尻昌宏）

5　集中証拠調べ

（1）集中証拠調べの意義

民訴法182条では「証人及び当事者本人の尋問は、できる限り、争点及び証拠の整理が終了した後に集中して行わなければならない。」と定められ、集中証拠調べが原則とされている。

集中証拠調べを行う前提として、十分な争点および証拠の整理ができていることが重要である。そして、十分な争点および証拠の整理ができるためには、集中証拠調べ前に主張、文献検索、適切な医学文献、書証の提出を尽くさなければならない（本章第3-4参照）。特に、書証の提出については、「証人若しくは当事者本人の尋問又は鑑定人の口頭による意見の陳述において使用する予定の文書は、証人等の陳述の信用性を争うための証拠として使用するものを除き、当該尋問又は意見の陳述を開始する時の相当期間前までに、提出しなければならない。」（民訴規則102条）と規定されているので、注意が必要である。

かつては、人証調べを何期日もかけて行う五月雨式証拠調べが行われており、審理が長期化し、裁判官の記憶も薄れ、的確な心証形成が困難となるという弊害が言われていた。そこで、平成10年に施行された民訴法では集中証拠調べが定められた。集中証拠調べにより、審理の迅速化がはかられるだけでなく、証言ないし供述を生々しい状態で対比し、検討しながら的確に心証を形成しうるとされている。集中証拠調べでは、通常、複数の人証調べが１回または近接した２～３回の期日で行われている。

なお、医事関係訴訟の人証調べ実施率は63.7％であり、民事第一審訴訟事件全体で18.9％であることと比較して著しく高い。

また、人証調べを実施した医事関係訴訟の58.6％が１回の期日で、26.8％が２期日で人証調べを終了している。全体の約85％が２期日以内で人証調べを終了しており、集中証拠調べが相当程度浸透している（令和３年７月最高裁判所事務総局「裁判の迅速化にかかる検証に関する報告書」）。

（2）尋問の方式

医療訴訟における人証は、主に被告医療機関の医師、看護師等、前医・後医、私的意見書作成医（協力医）、患者本人、遺族である。

人証調べを実施した医療訴訟での平均人証数は3.0人であり、複数の人証調べが行われることが通常である。その尋問の順序・方法については、その特性から以下のような方式がとられている。

ア　交互尋問方式（原則）

尋問の方式は、原則的には一人ずつ主尋問、反対尋問を実施する交互尋問方式により行われる。

イ　主尋問連続方式

事案によっては最初に複数の人証の主尋問を連続して行い、その後反対尋問を連続して行う主尋問連続方式がとられる場合がある。

診療経過に複数の医師がかかわっている場合に時系列にしたがって尋問する場合や、同一の争点ないし特定の場面について相対立する人証の証言ないし供述を連続して尋問する場合がある。

この方式は争点ないし特定の場面ごとに相対立する人証を連続して尋問することとなるので、その争点ないし特定の場面においては心証形成しやすいとされているが、手続的には煩雑となるというデメリットがある。

ウ　対質尋問

質問者が2人以上の証人を同時に面前に並べて、同一の質問を発し、尋問をする対質がとられることもある。特定の具体的事実について証言が食い違う場合や医学的知見に関する意見の対立がある場合に行われる（「医療事故の法律相談」・医療問題弁護団編・179頁）。

（3）被告医療機関の医師の尋問

被告医療機関の医師は、訴訟で被告となっている場合は当事者として、そうでない場合には証人として尋問することとなる。

医療訴訟における人証調べにおいて、被告側医師の尋問が最も重要である。医療訴訟における過失の立証は、規範を定立し、その規範からの逸脱を立証することであるが、このうち規範の逸脱は原則として担当医の尋問により立証することになる。そのため、被告側医師に対する尋問は、医療訴訟の最大の山場となる。

被告側医師への尋問は、反対尋問そのものの難しさに加えて、医療の専門的事項に渡るという難しさがある。相手方は医療に関しては専門家であり、その内容を崩すことは容易ではない。また、集中証拠調べにおいては、医師の主尋問と反対尋問が同一期日に行われることから、主尋問終了後、尋問調書を読んだ上で反対尋問の準備をすることはできない。

そのため、尋問準備は、尋問を行うことが明らかになった時点ですぐに始めることが重要である。後述のように、診療記録を通読する必要、新たな医学文献検索、新たな協力医への相談、従来の協力医への新たな相談などが必要となるからである。

ア　診療記録の分析

尋問準備にあたり、まずは診療記録を見返すことが重要となる。

争点整理の結果、診療記録等から診療経過一覧表が作成されており、これにより真に争いのある経過が明確となっているはずである。

診療記録を見直し、医師の供述の合理性があるか、すなわち、被告の主張する免責ストーリーと診療記録、検査結果に矛盾がないかを確認する。既にまとめられている診療経過とは別にポイントとなる検査結果があれば改めて整理し直すことが必要となることもある。

イ　医学文献の活用

原告が主張する規範を立証するための根拠として、訴訟提起時ないし訴訟提起後、医学文献を証拠として提出しているはずである。

被告側医師に対して、原告が主張する規範の根拠となる医学文献を示して、医学的知見を確認する尋問をすることは、効果的な尋問の１つである。

しかしながら、被告側医師は、そのような尋問に対して、「その文献の内容は自分とは違う考え方である」、「そのような治療は過去のものだ」などと反論をすることがある。

そのため、準備にあたっては、示す医学文献に対しどのような反論が予想されるか、反論された場合にどのように再質問するか、被告側医師の回答の根拠をどのように問い詰めるかまで準備をする必要がある。原告や被告が提出している医学文献のポイント部分（文献の内容だけでなく、文献の執筆者、執筆時期、ガイドラインか症例報告かといった医学文献の位置づけなど）を整理したものを作成しておき、すぐに反論として対応できるようにしておくのも有用である。

ウ　陳述書

尋問事項を検討するにあたっては、被告側医師の陳述書の検討は重要である。

陳述書では、予め主尋問で証言ないし供述される予定の内容が開示されることとなる。被告側医師の陳述書には、被告側医師の経歴、診療経過等が記載される。また、争いになっている医療行為について、当該医療行為が行われた（行われなかった）ときの当該医師の認識、判断、その判断の根拠となった検査結果の内容、X線画像、CT、MRI画像等の読影結果など専門的な内容が記載される。認識、判断の前提となった医学的知見について記載されることもある。

これにより主尋問の内容を事前に検討しなければ反対尋問ができないという事態を回避し、主尋問と反対尋問を同一期日に行うという集中証拠調べの実をあげることができる。

陳述書は主尋問で証言ないし供述される内容を事前に開示し、事前に検討する機会（反対尋問の準備ができるだけの内容）を与えるものである。したがって、陳述書が提出される前（既に被告から陳述書が提出された場合であっても記載がない場合には）、反対尋問に必要な事項に関して、被告に、積極的に陳述書に記載すべき事項について要望を出すことも検討すべきである。

また、陳述書の提出時期については、特に担当医については、診療経過や医師の認識、医学的知見、評価を把握するために、争点整理の早期の段階で提出を求める方法もある（「東京地裁医療集中部20年を迎えてその到達点と課題(2)」・判タ1497号28頁）。

エ　尋問事項の作成

(ア)　尋問事項の組み立て

尋問において重要なのが、尋問の組み立てである。

通常、経歴から入る、時系列で聞いていく、大前提から小前提へ、一般論から個別論へ、原則から例外へ、事実から評価へ聞いていく。尋問で獲得する目標を設定し、その目標に向けて尋問を組み立てていくこととなる。

(イ)　尋問事項の作成

尋問準備にあたっては、全記録を何度も読み返し、詳細な尋問事項を作る。

尋問事項は、反対尋問でどのように尋問するか、それに対する反論があった場合にどのように再尋問するか、証拠として何を示すか、その質問に関連する証拠など、詳細なメモの形式とすることが望ましい。

その場で臨機応変に対応するという考え方もあるかもしれないが、医療訴訟では専門的な知見に対する理解が前提となり、通常訴訟よりも複雑である。その場で臨機応変に対応することは困難な場合も多い。予測できるものは可能な限り準備し、その場での対応が必要な項目は減らしておくべきである。

尋問事項を作成するにあたっては、被告が主張する免責ストーリーがどのようなものか、その根拠としているものは何か、弱点は何か、こちらの根拠として主張している点について被告側医師が認めるであろう部分はどこか、否定される可能性があるところはどこか、否定する場合のその根拠は何かといった検討が必要となってくる。尋問事項を検討する段階であらゆるパターンの回答を想定しておき、尋問事項（対処方法）を作成すべきである。

質問をして、不利な回答が返ってきた場合には、不利な回答の根拠を問い詰められるようにしておくなど、次の質問まで考えておくべきである。ただし、不利な回答に対し、有効な質問ができそうもない場合には、それ以上は深追いせずに質問を切り上げることも１つの方法である。

また、反対尋問においては、誘導尋問が許されていることも利用すべきである。

自由な回答を招く質問の仕方は、回答が予測できないことから避けるべきである。尋問時間の制限のある中で、自らも混乱した状況になりかねない。

また、自由な回答を求める質問であるか否かにかかわらず、尋問者が回答を求めた範囲を超えて話をしようとする医師もいる。このような場合には、質問した範囲内で回答するように話を止めるよう注意することも必要である。

㈦　尋問方法の工夫

医療訴訟における尋問は、専門的な分野で難解な事項に及ぶことが多く、また見落とし事案などでは、当時の画像のある部分から何が読み取れるかが問題となることもある。そのような場合、口頭での説明のみでは理解が難しい場合がある。

そのような場合には、尋問時に予め画像や模式図をコピーしておいた上で、質問に対する回答の際に具体的に指し示し、記入してもらい、尋問調書に添付する取扱いとしてもらうという方法がある。

動作を伴う説明が必要な場合は、言葉に置き換えて表現してもらうことが必要となるが、それも困難な場合には、カメラ等によって撮影したものをプリントアウトし、尋問調書に添付するという方法も考えられる。

なお、機材を使用する場合には、弁論準備手続の終結時点までに裁判所と協議しておくことが必要である。

オ　協力医の助言

尋問準備にあたっては、協力医の助言を見直すことが必要である。また、新たに助言を求める場合もある。

実際の医療現場ではどのように対応されているかといった点については医学文献等ではわからないため、陳述書等の内容をもとに協力医に助言を求める場合がある。

（4）被告医療機関の看護師等医療従事者の尋問

被告医療機関の看護師や助産師等が診療経過に関わっている場合に、診療経過の立証のため証人として出廷することがある。過誤が医師ではなく、看護師、助産師等の医療従事者によるという場合もある。

被告医療機関の看護師等の医療従事者は、基本的に被告側医師の意向に沿った証言をすることが多くなる。そのため、基本的には、被告側医師の尋問の留意点と大きく変わることはない。

もっとも、担当医師が証人の場合、後に証言させる証人は在廷させないのが原則であることから（例外については民訴規則120条）、被告側人証の順番として、担当医と医療従事者のいずれを先にするべきかは検討が必要である。医療従事者が医師の証言を聞いた後に証言をすると医師の証言を追認する形になり、被告に有利な証拠が積み上げられるだけになりかねない。当該医療従事者の立場、関与の仕方等に十分配慮して順番を決める必要がある。

なお、担当医師が被告となっている場合には、尋問の順番に関係なく医療従事者の尋問を聴くことができる。

（５）前医・後医の尋問

被告医療機関に患者を転送した医師（前医）、被告から転送を受けた医師（後医）が証人として申請されることがある。

前医や後医は、診療経過等事実を述べるだけでなく、鑑定証人としての立場にもあるため、尋問では医学的知見や意見にわたる事項も聞くこととなり、その証言内容が訴訟の結論を左右することがある。

多くの場合は、いわゆる医療界のかばい合いにより被告側医師の過失を立証することは難しいが、事案によっては、被告側医師の過失の立証に資する場合もある。

前医・後医には、通常、調査段階で診療記録をとり、面談を申し込み、意見を聞いておくべきである（第Ⅲ章第2-4⑵参照）。この調査段階での協力状況、面談を拒否したか否か、意見の内容が被告側医師をかばうものであるか確認が必要である。その結果によっては、原告から証人申請するということも検討する。

（６）私的意見書を作成した医師（協力医）の尋問

原告側または被告側の私的意見書を作成した第三者医師が証人として出廷する場合がある。

意見書は作成するが、法廷で証言することについては避けたいという協力医も少なくない。

しかしながら、意見書を書いてくれた協力医が原告側証人として出廷し証言をしてくれれば、反対尋問を経た裁判官の面前での証人としての供述となるので、意見書のみが提出されている場合と比較して、裁判官の心証形成への影響も大きく、その価値は大きい。

被告側で証人となる医師との対質尋問により、より心証形成を容易とすることが可能となる場合もある。

（7）原告本人の尋問

ア　目的

診療経過や被害の立証のため、患者本人や遺族が当事者本人として出廷することになる。

原告本人尋問を行う目的の１つ目は、原告被告間で事実経過に争いがある場合に、その事実を立証することである。

２つ目は損害立証である。原告本人尋問は、裁判所が原告本人から医療被害について直接聞き、医療被害に向き合うことのできる重要な機会である。医療に起因する損害を医療機関に負担させるのが公平か、患者が引き受けるしかないのか、損害の公平な分担の観点から裁判所に向き合ってもらうため、原告本人尋問は重要である。

イ　尋問準備

原告本人尋問では、事実経過を話してもらうことになる。

しかしながら、尋問準備の時点では、既にかなりの時間が経過しており、当時の状況の記憶が薄れているということも少なくない。本人の記憶を喚起し、確かなものとするため、診療記録の記載や相談直後より作成していた事実経過のメモなどを利用し、時系列に沿って整理することが重要である。

また、尋問前にリハーサルを何度かしておくことも重要である。代理人が作った尋問事項の意味が伝わるとは限らない。尋問事項を正確に理解してもらえるか、質問の仕方を変えた方が回答しやすいか、リハーサルをする中で確認し、適宜に尋問事項を修正していく必要がある。

被害の立証のためには、例えば、後遺症のために生活にどのような具体的支障が生じているか、身体のどの部分がどのように動かすことができないのかなどを伝える必要がある。言葉だけで伝えることが困難な場合も少なくない。事前に写真やビデオを撮影して示しながら質問するなどの工夫も必要である。

６　鑑定

（１）鑑定とは

鑑定とは、訴訟において、裁判官の判断能力を補うため、専門的分野に関する知識や判断について、裁判所の依頼に基づき、特別の学識経験を有する者に口頭または書面で報告させる証拠調べをいう（民訴法212条以下）。

医療訴訟においては、診療経過、過失、因果関係等、その争点について医学的な知見が前提となる場合が少なくない。このような医療訴訟の特殊性、専門的知識の必要性から、鑑定は重要な意義を有している。鑑定は、裁判所の知識を補充し医療行為の適否を判断することによって、事案の解決に資するものであるから、鑑定に入る前の段階で、書証や人証等の証拠調べによる事案の把握等、争点整理が十分に行われていることが必要である。

鑑定費用は、東京地裁のカンファレンス鑑定で標準60万円（鑑定人１人あたり20万円）、その他多くは数十万円であるが、場合によってはより高額となることもある。原被告双方から申請された場合は、その費用は折半となる。鑑定費用のみ訴訟救助で行う方法もある。実務上は、原被告双方申請となり、費用は折半となることが多いようである。

医事関係訴訟における鑑定実施率は17.0％であり、民事第一審訴訟事件全体の鑑定実施率が0.9％であることと比較して著しく高い（令和３年７月最高裁判所事務総局「裁判の迅速化にかかる検証に関する報告書」）。

また、医療訴訟のみについてみると、全国の令和４年の既済事件のうち、鑑定が実施された事件は5.8％である（司法統計）。東京地裁の同年の鑑定実施率は2.1％であり、同年以前より鑑定実施率が低い傾向にある（「東京地裁医療集中部（民事第14部、第30部、第34部、第35部）における事件の概況等（令和４年）」・関根澄子ほか・法曹時報75巻７号33頁）。

（2）鑑定方法

鑑定の方法としては、書面単独鑑定、書面複数鑑定（千葉地裁、横浜地裁）、アンケート方式による複数鑑定、カンファレンス鑑定（口頭複数鑑定）など多様化している。

ア　書面単独鑑定

多くの裁判所では、書面単独鑑定が行われている。

書面単独鑑定が多いのは、鑑定意見は高度の専門性を有するため、その内容を正確に把握、理解するためには書面の方が有用であるという事情や、複数の鑑定人の確保が困難であるといった事情による。

しかし、鑑定書の提出後、不利な意見を述べられた当事者から個人的に攻撃するような準備書面や私的意見書が提出されたり、証人尋問の際に時に不愉快な尋問をうけることがあることが精神的負担であるとの鑑定人経験者からの意見や、大量の資料を読み込んで大部の鑑定書を作成することや１人で判断することに対する精神的な負担等の問題点が指摘されている（「医療訴訟の実務」・髙橋譲編著・256頁以下）。

イ　書面複数鑑定

書面単独鑑定による鑑定人の負担軽減のため、複数鑑定方式が導入されている裁判所がある。

千葉地裁、横浜地裁では書面複数鑑定が行われている。

千葉地裁では、複数鑑定を相当とする事件について、委員会を構成する６大学病院から複数の鑑定人を指定して鑑定を行う方式を導入している。各鑑定人が個別に鑑定書を提出する方式（複数鑑定個別方式）と、複数の鑑定人が討議の上、１通の鑑定書を提出する方式（複数鑑定討議方式）がある。

横浜地裁では、鑑定の必要が生じた場合には、原則として、専門委員（本章第3-4⑷参照）が手続に関与し、鑑定事項の策定・鑑定人候補者のリストアップが行われ、３人の鑑定人が鑑定書を提出する複数書面方式がとられている。

書面複数鑑定の１つとして、アンケート方式による複数鑑定（アンケート形式の鑑定事項書を作成し、数名の鑑定人を選任してそれぞれ回答を得る方法）があるが、実際にこのような形式によることが適切な事案も多くはないため、実施例も少ないとされている。

ウ　カンファレンス鑑定

カンファレンス鑑定とは、原則３名の医師を鑑定人に指名し鑑定人がそれぞれ鑑定事項に対して事前に簡潔な意見書を提出した上で、法廷において口頭で鑑定意見を述べる方式による口頭複数鑑定である。

東京地裁の医療集中部では、鑑定を実施する場合、原則としてカンファレンス鑑定によっている。

複数鑑定人による客観性の確保、鑑定人選任の困難性や鑑定書提出まで長期間を要するという訴訟遅延要素の回避、単独鑑定による精神的負担の軽減等、従来の鑑定書方式における問題点の解消といった効果が期待されている。

（３）鑑定の流れ

ア　鑑定の申出

当事者からの鑑定を求める事項を記載した書面を提出し（民訴規則129条１項）、鑑定の申出を行う（民訴法180条）。人証調べが終了した時点で鑑定申出がなされることが多い。職権では行うことはできないが、裁判所が心証を取りづらい事件など、事案によっては裁判所から当事者に対し、鑑定申請を促す場合がある。

鑑定の申出を採用するか否かは、裁判所の自由裁量により判断される（民訴法181条１項）。

鑑定が正式に採用されると、申出をした当事者が鑑定費用を予納する。

イ　鑑定事項の決定

㈠　鑑定事項決定までの流れ

鑑定を行うことが決定すると、裁判所が当事者からの意見をふまえ鑑定事項を確定する。

鑑定事項は、鑑定を申請した当事者が鑑定申請書に記載しなければならない（民訴規則129条１、２項）。相手方はこれに対し意見があるときは、意見を記載した書面を提出しなければならない（同条３項）。裁判所は、申出人の書面に基づき、相手方の意見も考慮して鑑定事項を定めることとなる（同条４項）。

㈡　鑑定事項の定め方

鑑定事項の定め方は鑑定の成否に重大な影響を与える。

裁判所の知識を補充し、医療行為の適否を判断することによって事案の解決に資するものが鑑定であるから、鑑定人が結論に至るまでの理由説明が明瞭で理路整然としていなければならない。

そのため、鑑定事項は、対象となる医療行為を特定し、争点ごとに個別具体的なものであること、事案の解決に必要な内容に限定されることが必要である。

また、前提事実に当事者間で争いのある場合には、原告・被告それぞれが主張している対立した事実関係を明示して鑑定を求めることが必要である。

そして、鑑定は、当該医療行為が医学的見地から見て誤りがあるかどうかを判断するため、医学的知見を補充するための手続であり、他方で過失、因果関係といった法的な評価は医学的知見をふまえて裁判所が判断すべきものである。したがって、過失や因果関係の有無を直接問うような鑑定事項も不適切である。

例えば、過失の有無を問う場合、「～したこと（しなかったこと）は不適切であったか」という鑑定事項が定められると、鑑定人としては事件当事者である被告側医師への配慮もあり「不適切であった」とは回答することは難しく、あいまいな結論になってしまいがちである。したがって、鑑定人に自由な立場から意見を述べさせるためにも「～したこと（しなかったこと）は臨床上どのように評価されるか」といった医学的評価を問う内容とするという方法が考えられる。

また、因果関係を問う場合「～しなければ（していれば）、患者の死亡を回避することができたか」という鑑定事項が定められると、「可能性がないとはいえない」などというやはりあいまいな結論になりがちである。この場合には、「結果を回避できた可能性はどの程度か」を具体的に問う鑑定事項とする必要がある（「医療関係裁判における鑑定機能強化のための新たな取組み～千葉地方裁判所における『鑑定書作成の手引』の試みについて」・判時2165号3頁）。

ウ　鑑定人の選任

鑑定人は、受訴裁判所、受命裁判官または受託裁判官が指定する（民訴法213条）。実際には、裁判所は、診療科目、鑑定人の属性等について当事者と協議をした上で、大学病院等に対し、鑑定人候補者を推薦するように依頼している。

東京地裁で運用されているカンファレンス鑑定では、13大学病院から裁判所の依頼に応じて鑑定人候補者の推薦が得られるようになっている。その中から持ち回りで推薦を担当すべき3大学病院（事件の当事者である大学病院は除く）へ鑑定人候補者の依頼を行っている。通常1か月以内に鑑定人候補者が推薦され、候補者が3名そろった段階で鑑定期日が指定される。

鑑定人の推薦依頼にあたっては、インターネット等で鑑定人候補者の経歴等を精査する必要がある。依頼先の大学病院等が被告代理人の顧問先である場合、過去に被告側医師と同一医療機関に勤務していたことがある場合、被告側医師と大学の先輩・後輩関係がある場合など、公正さに疑義がある場合がある。このような場合には、公正な判断の確保の観点から、推薦依頼から外すよう申し入れることを検討すべきである。

また、鑑定人が適切な診療科と専門性を具備しているかを確認し、裁判所に意見を述べなければならない。鑑定人候補者の論文を医中誌などで検索し、どのような分野の論文を書いているかを調べることも有益である。

鑑定人候補者が推薦されると、裁判所は、当事者の意見もふまえた上で、推薦された鑑定人候補者を鑑定人に選任する決定を行う。

エ　鑑定資料の選定、交付・説明

鑑定人が選任されると、裁判所は、鑑定人に対し、鑑定の資料とすべき訴訟資料、証拠資料の写しを提供する。

通常、事案の概要メモ、主張整理書面、診療経過一覧表、診療録、看護記録、医学的文献、関係者の陳述書、関係者の人証調べの結果等が送付される。主張整理書面、診療経過一覧表、尋問調書は裁判所が、甲号証は原告が、乙号証は被告が、人数分をコピーして裁判所に提出する。

オ　書面による鑑定意見の報告

鑑定意見の報告には、書面による報告と口頭による報告がある。

裁判長は、鑑定人に書面で意見を述べさせる場合には、鑑定人の意見を聞いて、鑑定人が当該書面を提出すべき期間を定めることができる（民訴規則132条２項）。鑑定書は、口頭弁論期日において顕出されることによりこれを証拠資料として判決の基礎とすることができる。

医療訴訟における鑑定は、高度に専門性を有することから、口頭による報告のみで鑑定内容を把握・理解することは難しい。そのため、書面による報告によることが適切なことが多いと思われる。

鑑定人が意見を述べた後において、その内容を明確にし、またはその根拠を確認するために、裁判所が更に鑑定人に意見を求める必要があると認めるときは、申立てによりまたは職権で、鑑定人に更に意見を述べさせることができるとされている（補充鑑定、民訴法215条２項）。

補充鑑定は、書面による鑑定において、その結論に至った経過を十分に理解できない場合に、結論に至った過程の補足を求めるために実施されることがあるが、これは鑑定人質問の方法により行われる。鑑定人質問の方法は書面による場合が一般的なようである。

カ　口頭による報告（カンファレンス鑑定の場合）

㈠　意見書の作成・交付

カンファレンス鑑定の場合、鑑定人は、鑑定資料をもとに簡潔な意見書を作成し、鑑定期日の約１か月前までに裁判所に提出する。提出された意見書は、当事者にも写しが送付され、鑑定期日までにその内容を検討することとなる。意見書は、鑑定人相互間でも共有される。共有方法としては、意見書そのものが共有される場合、裁判所が鑑定人から提出された意見書の内容について一覧表を作成して交付することにより共有される場合、意見書と一覧表が共有される場合があるようである。

意見書の内容を検討するにあたっては、①鑑定をするに際して裁判所から提供を受けた医療記録等の鑑定資料を十分に検討しているか、②鑑定事項に対して正面から回答しているか、理由を付して結論を導いているか、結論と理由に齟齬はないか、③鑑定結果に対して、合理的な医学的根拠が示されているか、医学文献が引用されているか、という観点から検討することが重要である。

意見書の内容があまりに簡略である場合には、代理人による鑑定人質問が困難となるため、意見要旨の追加を速やかに求める。

意見書をふまえ、鑑定事項ごとに鑑定人の意見を比較し、協力医にアドバイスを求めるなどして鑑定人に対する質問を準備する。

なお、意見書の内容は、鑑定人調書に添付して鑑定結果の一部とされるが、鑑定期日に述べる意見は、事前に提出した意見書の内容に拘束されないとされている。

㈡　鑑定当日

裁判所は、鑑定人が意見の陳述をした後、裁判長、その鑑定申出をした当事者、相手方当事者の順で鑑定人に対し質問をすることができる（民訴法215条の2第1、2項）。かつては、裁判所が全ての論点について質問し、それに対する回答が終了した後に代理人が質問するという運用がされていたが、現在は論点ごとに裁判所の質問の後に代理人が質問するということを繰り返す方法が一般的である。

鑑定人質問において、裁判所は、判決を書きやすいように各鑑定人の意見を一定の方向にまとめる可能性がある。しかし、カンファレンス鑑定の本来の趣旨は、鑑定人間で議論を行って結論を導くという点にある。そのため、患者側代理人としては、裁判所が鑑定人間の意見の違いやニュアンスの違いを不適切にまとめることのないよう意識しながら確認し、代理人質問において修正していくことが必要である。

鑑定では、証人尋問などとは異なり、交互尋問方式は採用されておらず、裁判所が中心となって鑑定人への質問を行い、当事者には、裁判所の質問が終わった後、比較的短時間の質問時間しか与えられていないのが通常である。

また、鑑定人質問においては、質問はできる限り具体的にしなければならず、鑑定人を侮辱し、または困惑させる質問、誘導尋問等をしてはならず、裁判長はこれらに反する質問をしたと認めるときは、申立てによりまたは職権でこれを制限できるとされている（民訴規則132条の4第2、3、4項）。

そのため、鑑定人に対する質問は、重要な点に絞って行う必要がある。また、被告側医師への尋問と異なり、いわゆる「閉じられた尋問」により鑑定人を追い込むという手法を用いることは困難である。鑑定人にも個性があり、担当医への配慮から医学的に妥当と思えない意見を述べる鑑定人や、他の鑑定人の意見に流される鑑定人もいる。当日の鑑定人の意見をふまえて、原告に有利な意見を引き出すことができるよう質問内容、順番を事前に検討しておくことが重要である。

キ　鑑定料の支払い・事件結果通知

カンファレンス鑑定の終了後、鑑定人に対し鑑定料が支払われ、希望がある場合は、鑑定期日の調書を送付し、事件が終局した場合には、その結果を通知する。

（4）患者側代理人が鑑定に臨む心構え

患者側代理人にとって、鑑定が過失、因果関係等の立証手段の１つであることは確かである。

しかしながら、医療界にはかばい合いの体質が強いことから、医療機関側に有利な鑑定結果になることが多いこと、過失・注意義務違反の有無の判断は法律的判断であり、医療行為の適切さについての医学専門家の判断とは必ずしも一致しないこと、それにもかかわらず、裁判所が安易に鑑定に寄りかかってしまい、法律的判断をするべき裁判所の職責を放棄する結果を招きかねないこと等から、鑑定はできる限り避けるべきである。患者側代理人としては、医学文献や協力医による意見書、尋問により、裁判所の心証獲得を目指すべきであり、鑑定による立証に安易に頼るべきではない。また、鑑定は費用面においても負担が大きい。

もっとも、被告から申請があった場合に鑑定を避けることは難しいし、事案によっては、原告より鑑定申請をしなければならない場合もあるだろう。

鑑定人の中にもミスや質の悪い医療行為はきちんと指摘すべきと考える人もおり、率直に被告側医師に厳しい意見を述べることもある。有利な鑑定結果は原告にとっては勝訴への有力な材料となりうる。

鑑定となった場合、適切な鑑定が行われるよう努力をしていくことが必要である。

7　訴訟の終了

（1）和解

ア　和解とは

和解は、当事者が互いに譲歩をしてその間に存する争いをやめることを約することによって効力が生じる（民法695条）。和解により訴訟は終了し、紛争を終局的に解決することができる。

訴訟上の和解は判決と同等の効力を持ち、和解成立時に作成される和解調書は、債務名義となる。したがって、和解調書に記載された金銭の支払条項が履行されないときは、強制執行が可能である。

また、判決による解決であれば白黒が明確となった結論を得ることができるが、和解の場合はその点があいまいなまま終了するという点で判決と異なる。

医療訴訟における和解率は53.0％であり、地裁民事第一審通常訴訟における和解率32.8％と比較して高く、約半数の事件が和解で終了している（最高裁判所ホームページ令和４年司法統計）。このことから、医療訴訟において、和解は重要な位置を占めているといえる。

医療訴訟においては、争点整理後に双方の主張や証拠により一定程度判決の予測がつく場合や、裁判所の心証が形成されている場合も多い。そのため、争点整理後や、その後の証拠調べが終了した後に、裁判所から和解勧告があることが多い。

イ　和解のメリット

和解のメリットは、第１に早期解決にある。早期の和解金の受領等により、当事者の心理的負担や時間的負担の軽減を図ることができる。医療訴訟は長期に及び、当事者はその間、結論が出ない不安定な状況におかれる。判決の結果は不確実であり、敗訴のリスクもある。また判決を得た後も、その後に控訴審、上告審が続く可能性がある。和解により、このような不安定な地位から当事者を解放することができる。

和解のメリットは、第2に、判決による金銭的解決以外の和解条項を設けることができ、柔軟な解決が可能となる点にもある。判決では得ることのできない、謝罪条項や今後の診療態勢の見直し、改善を求める再発防止条項を入れた和解による解決というのも珍しくない。

裁判所からの和解勧告があった場合には、裁判所からの和解勧告の内容、その根拠について確認する必要がある。原告の希望は、金銭だけではない場合が多くあり、むしろ金銭以外の真実発見や再発防止にあることも少なくない。和解をするか否かについては、裁判所からの和解勧告の内容を前提に、そのメリット、デメリットにも配慮し、当事者とよく話し合った上で結論を出す必要がある。

ウ　医療訴訟特有の和解条項

医療訴訟特有の和解条項として、以下のようなものがある。なお、この点は医療事件を示談によって解決する場合の示談書の内容とも共通するため、本章第2-2(2)も参照されたい。

(ア)　謝罪条項・再発防止条項

事案によっては、「被告は、原告に対し、〜について謝罪する。」「遺憾の意を表明する。」といった謝罪条項や、「被告は、〜という事態が起きたことを真摯に受け止め、今後〜の一層の研鑽に努める。」「医療安全確立のために一層努力する。」と、今後同様のことが繰り返されないことを約束するための診療体制の整備や研修など再発防止に向けた条項を盛り込むことがある。

(イ)　守秘条項・免責条項

被告医療機関側から、和解の内容、訴訟の経過について他に漏らさないことを求める守秘条項や、捜査機関への告訴といった刑事責任の追及、監督官庁に病院や医師の処分を求める行政責任の追及を求めないという条項を求められることがある。

守秘条項については、広く認めるのではなく「正当な理由なく」と限定した場合に認めるといった和解条項にすべきであろう。

(2) 判決

当事者が判決を選択した場合や当事者間で和解が成立しなかった場合には判決となる。

判決を受け取り、敗訴または一部敗訴の場合には、控訴するか否かを検討しなければならない。控訴期間は、判決正本が送達された日の翌日から起算して14日以内である。短期間の間に判断しなければならないため、判決の内容が一定程度予測される場合には、原告との間で事前に話し合いをしておくことが望ましい。そして、判決後、判決内容をふまえて改めて話し合いをし、控訴するか否かを決定することとなる。

(3) 上訴

敗訴判決に不服がある場合に、上訴するのは通常事件と同様である。

医療訴訟の上訴率は40.1%、上訴事件割合は14.3%であり、判決が出た場合の上訴率が高いのが特徴である（令和３年７月最高裁判所事務総局「裁判の迅速化にかかる検証に関する報告書」）。

ア　控訴

第一審で全面敗訴もしくは一部敗訴した場合、控訴をすべきか検討することとなる。

医療訴訟の場合、通常第一審は地方裁判所に係属しており、判決に不服がある場合には、高等裁判所へ控訴する。

控訴期間は、判決正本が送達された日の翌日から起算して14日以内であり、地方裁判所に高等裁判所宛の控訴状を提出する（民訴法285条、同286条）。控訴状には印紙の貼付が必要である。控訴の印紙代は、第一審の1.5倍とされている。

控訴提起後50日以内に控訴理由書を提出することとされている（民訴規則182条）。

控訴をするか否かは、第一審の判決内容をよく吟味した上で、原告と一緒によく考えて行う必要がある。

敗訴する理由としてはいくつか考えられる。

診療経過に争いがある場合に原告が主張する経過が認められていない場合、裁判所の医学的知見に対する理解が不十分である場合などである。控訴するにあたっては、医学的な知見に対する立証、過失、因果関係の主張に問題がなかったか、控訴審における追加立証、新たな証拠調べの申出が可能か否かも、検討しなければならない。

また、控訴するにあたっては、敗訴した理由を控訴審で克服することが可能なのかということも、検討する必要がある。

控訴審は、1回の口頭弁論期日で終了することも少なくない。また、控訴審で一審判決の内容を覆すのは容易ではない。

控訴をすれば、印紙代、弁護士費用といった金銭的負担や、審理の長期化という時間的負担、労力による負担、心理的負担もかかる。

場合によっては、一審の代理人弁護士以外の弁護士が担当するか否かも原告に検討してもらう必要がある。

様々な要素を考慮した上で、原告とよく話し合って控訴するか否かを検討する必要がある。

イ　上告

控訴審で敗訴した場合には、上告ないし上告受理申立をするか否かを検討することになる。

上告期間は、判決正本が送達された日の翌日から起算して14日以内であり、高等裁判所に最高裁判所宛の上告状を提出する（民訴法313条、同314条）。上告状には印紙の貼付が必要である。上告の印紙代は、第一審の2倍とされている。

上告をした場合、上告提起通知書（上告受理申立通知書）の送達の日から50日以内に上告理由書を提出することが必要である（民訴規則194条、同195条）。この提出期間内に提出することは法律上の義務であるため、この期間内に必ず提出する。

最高裁判所へ上告するためには、上告理由が必要であり、判決に憲法の解釈の誤りがあること、その他憲法違反があること、判決に影響を及ぼすことが明らかな法令違反、理由不備等が要求される。

また、原判決に影響を及ぼすことが明白な法令違反があれば、上告受理申立を行い、最高裁の上告受理決定を得られれば上告が可能となる。

上告は控訴よりも困難であるが、控訴の場合と同様、敗訴の場合の方針については、事前に原告と検討しておくことが望ましい。

（第Ⅳ章第3-5、6、7／弁護士　藤田陽子）

第Ⅴ章　自由診療分野における問題点と注意点

第1　自由診療の問題点と被害救済の課題

1　自由診療の問題点

自由診療とは、公的医療保険制度の枠外の診療を受けることである。医療費は全額患者の自費負担となる。自由診療は、保険診療と異なり、診療内容に制限がないため、患者の主観的な希望に応じ、柔軟な医療を提供できる反面、定型の診療内容がなく、他との比較が難しい場合には、競争が起こりにくい。また、保険診療と比べて、高額な医療費となることも多い。

後述の、歯科医療や美容医療の分野は、症状によっては全額保険適用になる場合や、一部保険適用になる場合もあるものの、一般的には、病気やケガをしたときの治療ではなく、日常生活には支障がないのに受ける診療であるため、公的医療保険の適用外となり、自由診療となることが多い。

2　自由診療の被害救済の課題

歯科矯正や美容医療をはじめとした自由診療分野の多くで、ガイドラインの制定などがなされておらず、標準的な診療行為や手技が確立していない。そのため、治療や診療の結果、仕上げの程度が不十分（期待したような治療効果が得られていない、主観的な審美的満足を充たしていない）であっても、その原因がどのような不適切さに起因して生じているのかを把握することが困難であり、医療機関の過失を的確に判断することが容易ではない場合も多い。

第2　歯科医療

1　過失の特定

(1) 診療契約の法的性質

歯科医療の法的性質は、基本的には、通常の医科と同様、準委任契約とする解釈が一般的であるものの、かつては、補綴や矯正分野を中心に請負契約（歯科医師は結果債務を負う）とする見解もあった。

歯科医療の定型性、あるいは治療を受ける患者の通常の期待からすると、歯科医療が請負的側面を有することは否定できず、過失を検討する際には、このことに注意を払うことも必要となる。

(2) 過失の判断基準

過失の判断基準となるのは、診療当時の臨床医学の実践における「医療水準」であるとされている（最判昭和57年３月30日判時1039号66頁、第Ⅳ章第1-1⑵参照）。この医療水準論は歯科診療にも妥当する。

歯科医療における医療水準も、特定の方法は、基本的には、医科と同様、成書（教科書）や歯学論文の記述、診療ガイドラインなどを通じて把握することに努めることとなる。

もっとも、歯科医療の中でも自由診療領域では、医学的根拠に基づかない自己流の診療が行われていたりするため、成書や論文、診療ガイドラインに基づく過失の判断基準の設定が困難な場合も多い。

(3) 過失の特定と立証

歯科医療の診療記録は、医科のものと比べて記載が簡素であり、診療記録の記載から詳細な診療経過を把握することに困難を伴うことも多い。そのため、相手方医師または歯科医療機関に対し、診療経過について説明を求めたり、必要に応じサマリー（診療内容の要約）を作成してもらうことも有益である。また、相手方歯科医療機関に「印象」や「歯形模型」が保存されている場合や、歯列矯正治療のケースでは、術前に、X線写真に基づくセファログラム（頭部X線規格写真）が作成されている場合も少なくないため、これらの開示を受ける（場合によっては証拠保全をする）ことにより、手術計画の有無やその内容を把握し、歯科診療の問題点を視覚的・数値的に把握するように努めることも有益である。

また、歯科医療では、インプラントや抜歯による神経損傷をはじめとした、いわゆる手技ミス型の被害も多いものの、事案に応じて、事前の検査義務違反や適応違反、または、後述の説明義務違反の有無を検討することも重要である。

2　説明義務違反

（1）総論

歯科医療では、通常の医科と比べ、自由診療の比率が高く、医療費が高額になることも多い。また、治療の結果が、外貌や審美的な満足へ影響を与えることも多い。そのため、患者の経済状態や外貌・審美的な価値観に応じた選択・自己決定が尊重されるべきケースが多い。

また、歯科医療では、救命のために緊急の措置を要するといった局面はほとんど考えられない反面、抜歯や歯の削合といった侵襲性が大きく、不可逆的な治療も多い。

以上のような歯科医療の特徴からは、説明義務（第Ⅳ章第1-1⑸参照）の要求される範囲は広く、その程度も重いとされている。

（2）裁判例

診療行為の侵襲性に関する説明について、例えば、歯周病等の治療のため、歯科医師が、24歯を大幅に削合する処置をした事案につき、「歯科医師が歯牙の削合を伴う治療を行う場合、同治療は一度実施してしまうと復元することができない不可逆的で侵襲性の高いものであるから、歯科医師はあり得る他の治療方法との対比の上で実施しようとしている治療方法の必要性や緊急性、その結果等について患者に具体的に説明し、患者において当該治療を受けるか否かについて適切な判断ができるように措置する義務を負う」と判示し、歯科医師の義務違反を認めた裁判例などがある（山口地判平成17年12月22日判タ1223号240頁）。

また、診療の目的や必要性に関する説明について、例えば、顎関節症の治療法としては必ずしも必要ではないフルマウスリハビリテーション術（多数歯の抜髄や削合を伴う大がかりな治療）が、審美的観点から実施されたという事案につき、治療の具体的内容や治療に伴う悪影響についての説明が不十分であったとは認められないとしながらも、「原告は、本件治療の目的、これが提案された理由及びその必要性についての被告の説明が不十分、不明確であったために、必ずしも顎関節症の治療に必要だったとはいえない本件治療について、その目的や必要性を正しく認識することができないまま、これを受けることを承諾するに至ったのであるから、被告は、不可逆的侵襲を伴う本件治療を、原告の正しい認識に基づく有効な承諾を得ないで行ったものであり、本件治療は、違法性阻却事由を欠く肉体的侵襲であると評価せざるを得ない」として、歯科医師の説明義務違反を認めた裁判例などがある（東京地判平成12年12月８日判タ1108号225頁）。

3　因果関係

歯科医療における因果関係の考え方についても、医科の場合と基本的には同様である（第Ⅳ章第1-2参照）。

例えば、インプラント体の埋入によって下顎神経麻痺が生じたという事案における因果関係の立証は、同様の機序を裏付ける歯学文献の記述（「医学的可能性」）に加え、インプラント手術以前に神経麻痺の症状がなかったにもかかわらず、術後に麻痺が生じたという「時間的近接性」、他に神経麻痺の原因となる具体的原因が存在しないという「他原因の不存在」などといった間接事実の積み重ねによって行うこととなる。

4　損害

（1）歯科医療と損害論

歯科医療では、歯の欠損や破折、神経麻痺、咀嚼・言語能力の低下、顔面瘢痕といった後遺障害のほか、疼痛、腫脹、炎症、顎関節症などの様々な被害の訴えがなされる。

（2）歯科医療で問題となる後遺障害

歯科医療で問題となることが多い身体被害と、これに対応する後遺障害としては以下のようなものがある。

ア　歯の欠損・破折・・・「歯牙の障害」（補綴を加えた歯牙の数により10級～14級のいずれかに該当）

イ　咀嚼・言語能力の低下（舌の異常もこれに準じる）・・・「咀嚼・言語の機能障害」（咀嚼・言語能力の障害の程度により、1、3、4、6、9、10級のいずれかに該当）

ウ　神経障害（神経麻痺など、味覚障害も含む）・・・「神経系統の障害」（神経障害の程度により、主に12級または14級に該当）

エ　顔面瘢痕・・・「外貌の醜状障害」（性別、醜状の程度により、7、12、14級のいずれかに該当）

（3）損害費目

歯科医療における被害としては、歯の欠損や破折、神経麻痺、咀嚼・言語能力の低下、顔面瘢痕といった典型的な後遺障害のほか、疼痛、腫脹、炎症、顎関節症、全身的偶発症といった様々な被害の訴えがなされる。

もっとも、損害費目については、通常の医科と基本的には同様である（第Ⅳ章第1-3⑴ウ㈠参照）。

以下では、歯科医療において留意すべき点について補足して述べる。

ア　逸失利益

歯科医療においても、後遺障害等級該当性が認められる事案では、逸失利益が認められる場合も少なくない。

もっとも、後遺障害等級該当性が肯定される場合であっても、労働能力を喪失させるほどの後遺障害はないとして、逸失利益が認められないこともある。例えば、抜髄により左下顎骨骨髄炎・左オトガイ神経麻痺が生じた事案において、後遺障害等級として12級12号（「局部に頑固な神経症状を残すもの」）を認定したものの、労働能力を喪失させるほどの後遺障害はないとして、逸失利益の請求を認めなかった裁判例などがある（京都地判平成16年５月26日裁判所ウェブサイト）。

患者側代理人としては、患者に生じた身体的被害が労働能力にいかなる影響を及ぼしているかということを、患者の実際の業務内容にも言及しつつ、陳述書等を用いて具体的に立証するといった工夫を行うことが必要となる。

イ　慰謝料

後遺障害が生じている場合、逸失利益が認められない場合でも、後遺障害慰謝料が増額される場合がある（上述の京都地判平成16年５月26日では、後遺障害等級は12級としつつ、後遺障害慰謝料として350万円を認めた）。

また、後遺障害等級としては非該当とされる場合であっても、後遺障害慰謝料が認められることもある。

ウ　治療費の返還

歯科医療が請負的側面を有することから（本章第2-1(1)参照）提供された歯科医療が債務の本旨に従った履行をしておらず、その医療行為が無意味ないし無価値であったと考えられるような場合には、債務不履行として既に支払った治療費の返還を求めることができる。

また、顎関節症の治療に際し、説明義務違反が認められた事案において、患者が治療の目的や必要性などについて十分な説明を受けていれば、治療を受けなかった蓋然性が高いとして、治療費全額の返還を認めた裁判例もある（東京地判平成12年12月８日判タ1108号225頁）。

なお、保険適用外（自由診療）である一部の補綴治療や矯正治療の場合、治療完了前に治療費の全額あるいは相当額を前納していることも多い。そのようなケースで、治療の中途で診療契約が解除された場合は、特約がない限り、歯科医療機関は履行の割合に応じた報酬を受けることができるにとどまり、未だ履行されていない治療に関する費用を患者に返還すべき義務があると考えられる。このような場合は、過失の有無に関わらず、治療費の返還を求めることも念頭に置くべきである。

第３　美容医療

１　過失の特定

（１）診療契約の法的性質

美容医療にかかる診療契約も、基本的には準委任契約であり、医療機関が患者に対して善管注意義務（民法656条、同644条）を尽くしたか否かが問題となる。

（２）過失の判断基準と特定

美容医療は、当該施術を実施する医学的必要性、緊急性に乏しいという特殊性があることから、検査や手術等に関する医師ら医療従事者の注意義務は、他の医療より慎重さを求められ、高度なものになると考えられる。

また、美容医療は、患者の主観的希望や審美的満足の観点から、本来医学的必要性、緊急性に乏しいにも関わらず、顔や身体に施術を施し、患者が満足を得られるような顔や身体つきにするために行うという特性もあるため、美容医療における各種施術の特性に応じて注意義務の内容を考える必要がある。

2　説明義務違反

（1）美容医療における説明義務

美容医療は、医学的必要性、緊急性に乏しい医療行為であり、患者の美容目的（主観的満足）を達成するために実施されるものであるから、必要性・緊急性のある医療行為の場合に比して、より手術の方法や利点のみならず、手術の欠点や危険性、合併症について十分に説明し患者が慎重に判断できる（自己決定できる）機会を提供すべきであるとされる。そして、患者が手術等の利点のみを重視している場合は、その過度な期待や誤解を解いたり、時には手術をしない方向での説得をもすべきであるとされる（東京地判平成17年11月24日医療訴訟データファイルVol.2・458頁、東京地判平成17年１月20日判タ1185号235頁、東京地判平成７年７月28日判時1551号100頁）。

また、必要性・緊急性に乏しい美容整形手術について、「頸部のたるみ除去手術のような美容整形手術は、疾病や外傷に対する治療と異なり必要性や緊急性に乏しく、また、患者の有する一定の美容目的を達成するために実施するものであるから、医師としては、患者に対し、当該手術を受けるか否かの判断に必要な情報を十分に提供する必要があり、実施予定の手術の内容とともに、手術に付随する危険性、欠点等のマイナス面、他の選択可能な治療方法の内容等をできる限り具体的に説明すべき注意義務を負い、患者が当該手術を受けないという選択肢を実質的に確保しなければならない」と判示した裁判例もある（仙台地判平成29年９月28日裁判所ウェブサイト）。

さらに、手術の安全性、手軽さ、安心感を強調した宣伝広告を行い、患者を誘引していた場合には、医師は、宣伝記事に載っていない治療効果の限界や手術の危険性などについて、宣伝広告により患者が抱いた過度の期待や誤解を解消するに十分な説明をすべき義務があるとされている（東京地判平成７年７月28日判時1551号100頁）。

（2）説明の態様

説明の態様につき、注意事項を列挙した書面を交付するだけで、口頭での補足説明や注意喚起がなされなかった場合には、説明義務を尽くしたことにはならないとした裁判例がある（東京地判平成９年11月11日判タ986号271頁）。

3　因果関係

（1）因果関係の意義と立証方法

美容医療事件における因果関係の意義や問題点は、医療事件一般における因果関係と基本的には同一である（第Ⅳ章第1-2参照）。

その中でも、美容医療の場合、他原因の存在に関し、例えば、医療機関側から当該悪しき結果は、患者のアレルギーにより生じたなどと主張されることがある。

因果関係を基礎づける間接事実の立証は、裏付けとなる当該施術の診療記録、術前・術後の写真、前医・後医の診断書や診療記録、医学的文献などを提出して立証するが、美容医療分野では、当該施術の適応効果、随伴する合併症等について、医学文献、統計的資料の取得が難しいという問題がある。美容医療の領域の多くは自由診療となるため、そもそもの手技の内容や使用機器の詳細、注入等された薬剤などについて、一般的な医学文献などに記述がない場合が多い。そのため、因果関係を基礎づける間接事実の立証を含む、機序や過失を基礎づける医学的知見などの取得のためには、同種の施術を実施している医療機関へアクセスして相談をしたり、機器や薬剤の製造メーカーへ問い合わせたり、当該医療機関に対し、施術内容や使用機器、使用薬剤の詳細につき、根拠資料とともに説明を求めるなどの工夫が必要となる。

（2）説明義務違反と損害との因果関係

説明義務違反と損害との因果関係が認められるには、説明義務違反がなければ（適切な説明を受けていれば）、当該医療行為の実施に同意しなかったこと、当該医療行為の実施により損害が発生したことを立証する必要がある。他方、説明義務違反がなくとも（適切な説明を受けても）、当該医療行為の実施に同意していたという場合には、因果関係は否定されることとなるが、この場合でも、患者の自己決定権が侵害されたものとして慰謝料の損害賠償は認められる可能性がある。

美容医療の場合、予防や治療を目的とするものではなく、緊急性・必要性が乏しく、疾病、傷害の治療のように生命ないし健康の維持に必要不可欠なものではないことが通常である。そのため、患者がその治療を受けるか否かの判断をするための情報が与えられるべき必要性は、通常の医科の場合よりも大きく、医療機関には、高度な説明義務が要求される。裁判例のなかには、豊胸手術について、医師から効果が期待できず危険性も高いということが説明されていれば、患者は手術を受けなかったと認められるとして、豊胸手術費用として支払った手術費用・治療費および他院で患者が胸部の醜状を改善するために支払った治療費も説明義務違反と相当因果関係がある損害として認めたものなどがある（東京地判平成17年１月20日判タ1185号235頁）。

４　損害

（1）損害の範囲、算定

損害の範囲、算定などに関しては、基本的には通常の医科の案件と異なるところはない。もっとも、美容医療は、手術を行う緊急性・必要性は乏しく、患者の主観的希望や審美的満足を満たすために行われるのが通常であり、医師は、患者の美的要求を把握して手術を実施する義務があると考えられるため、その点も加味したうえで、事案及び損害項目ごとに実質的に検討する必要がある。

(2) 損害項目

損害項目自体は、通常の医科事件と同様、積極損害（施術代金、治療費、入通院交通費等）、消極損害（休業損害、逸失利益）、慰謝料、弁護士費用が主要な損害項目であり、これらを積み上げて請求するのが通常である（第Ⅳ章第1-3(1)ウ(ア)参照）。

以下では、美容医療において留意すべき損害項目について補足して述べる。

ア　施術代金

美容医療分野においては、自由診療のため施術代金自体が高額となることが少なくなく、施術代金の返還を求めることも多くなる。

美容医療においては、一定の結果が相当程度確実に実現し得ることを前提に診療契約を締結しているとも考えられるため、このような場合、請負的側面を有することから（本章第2-1(1)参照）、医療機関の過失行為から生じた結果についてその処置自体を無価値と評価し、美容医療行為の施術代金を求めることを検討することが必要となる。

イ　治療費（修復手術費用）

美容外科手術の失敗に対する修復治療として行われた修復手術費用や修復手術をするためにかかった交通費等の費用も損害となり得る（東京地判平成15年7月30日判タ1153号224頁）。

ウ　休業損害

美容手術の特殊性から、ダウンタイム（腫れなどが引くまでの期間）には、腫れなどの外見が気になって、休業せざるを得ないという場合がある。

ダウンタイムについての説明義務違反があり、説明を受けていれば手術を受けなかったという場合には、当該期間についての休業損害を請求することも検討すべきである。

エ　慰謝料

美容医療により身体的被害が生じ、通院等を余儀なくされた場合の通院慰謝料や、外貌醜状痕等により後遺障害がある場合の後遺障害慰謝料についての慰謝料の請求は、基本的には通常の医科と同様である。

もっとも、美容医療は、患者の主観的な願望を満足させるという目的を有するという特質があるため、手術が客観的に失敗とまではいえなくても患者の主観的な願望に反するような結果が生じた場合、説明義務違反による慰謝料などを請求することも検討すべきである。

（第Ⅴ章／弁護士　工藤杏平）

第Ⅵ章　補償と再発防止のための制度

第1　医薬品副作用被害救済制度

1　制度の内容

独立行政法人医薬品医療機器総合機構（以下、「PMDA」という。）は、医薬品の副作用や生物由来製品を介した感染等による健康被害に対して、迅速な救済を図り（健康被害救済）、医薬品や医療機器などの品質、有効性および安全性について、治験前から承認までを一貫した体制で指導・審査し（承認審査）、市販後における安全性に関する情報の収集、分析、提供を行う（安全対策）ことを通じて、国民保健の向上に貢献することを目的として、独立行政法人医薬品医療機器総合機構法に基づいて創設された機関である。

このPMDAの業務のうち、医薬品副作用被害の救済に関する制度として、医薬品副作用被害救済制度がある。医薬品副作用被害救済制度では、病院・診療所で処方された医療用医薬品及び薬局・ドラッグストアなどで購入した一般用医薬品等の医薬品並びに再生医療等製品を適正に使用したにもかかわらず発生した副作用による入院治療が必要な程度の疾病、日常生活が著しく制限される程度の障害及び死亡などの健康被害について、救済給付を行うこととされている。がんその他特殊疾病に使用されることが目的とされている医薬品など、対象除外となっている医薬品もあるものの、承認されている多くの医薬品が対象となっている。

2　手続の流れ

（1）給付の種類と給付の内容

	給付の種類	給付の内容
疾病（入院を必要とする程度）について医療を受けた場合	医療費	疾病の治療に要した費用（ただし、健康保険等による給付の額を差し引いた自己負担分）について実費補償するもの
	医療手当	疾病の治療に伴う医療費以外の費用の負担に着目して給付するもの
障害（日常生活が著しく制限される程度以上のもの）の場合	障害年金	一定程度の障害の状態にある18歳以上の人の生活補償等を目的として給付するもの
	障害児養育年金	一定程度の障害の状態にある18歳未満の人を養育する人に対して給付するもの
死亡した場合	遺族年金	生計維持者が死亡した場合に、その遺族の生活の立て直し等を目的として給付するもの
	遺族一時金	生計維持者以外の人が死亡した場合に、その遺族に対する見舞等を目的として給付するもの
	葬祭料	死亡した人の葬祭を行うことに伴う出費に着目して給付するもの

（独立行政法人医薬品医療機器総合機構　業務案内より引用）

（2）請求方法と救済制度の流れ

給付の請求は、副作用によって重篤な健康被害を受けた本人またはその遺族が、直接、PMDAに対して行う。

PMDAでは、書類を受理後、内容を調査し厚生労働省へ判定の申出をする。厚生労働省から判定結果が通知されると、判定結果に基づき請求に対する決定を行う。

救済制度の流れは、以下のとおりである。

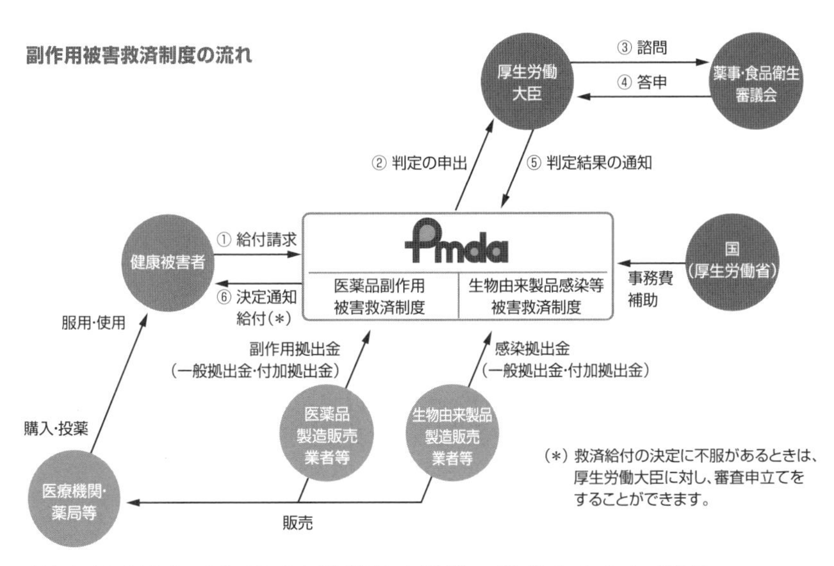

（独立行政法人医薬品医療機器総合機構　業務案内より引用）

３　患者側代理人としての留意点

医薬品の副作用被害が問題となる事案では、医療機関に対する責任追及とは別に、医薬品副作用被害救済制度による被害救済の可能性を検討することが必要となる。

ただし、医薬品副作用被害救済制度は、医薬品（抗がん剤などの対象除外医薬品を除く）が、適正な目的に従い適正に使用された場合において、当該医薬品により発生した健康被害（副作用）に対して

PMDAが救済給付を行う制度であるため、明らかな投薬過誤が存する事案では利用できないことには留意する必要がある。

また、医療費は支給の対象となる費用の支払いが行われたときから、医療手当は請求に係る医療が行われたときから、それぞれ５年の期間制限がある。遺族年金、遺族一時金、葬祭料については死亡の時から５年（ただし、死亡前に医療費、医療手当、障害年金、障害児養育年金の支給決定があったときは、死亡のときから２年）の期間制限がある。これらの期間制限にも、留意すべきである。

第２　産科医療補償制度

１　制度の内容

（１）制度の概要

産科医療補償制度は、分娩に関連して発症した重度脳性麻痺児に対する補償の機能と脳性麻痺の原因分析・再発防止の機能とを併せ持つ制度として創設され、平成21年１月１日以降に出生した児に適用される（遡及効はない。）。

補償金額は、合計3,000万円（準備一時金600万円、補償分割金総額2,400万円）である。

産科医療補償制度の運営組織である公益財団法人日本医療機能評価機構のホームページには、制度の詳細な説明や、各種のパンフレットがあり、入手可能である。

（２）補償対象となる児

補償対象となる児は、平成27年１月１日から令和３年12月31日までに出生した場合と、令和４年１月１日以降に出生した場合で異なる。

ア　平成27年１月１日から令和３年12月31日までに出生した場合（①ないし③のいずれの要件も充たすことが必要）

①　在胎週数32週以上で出生体重1,400グラム以上、または、在胎週数28週以上で低酸素状況を示す「所定の要件」を満たして出生したこと
②　先天性や新生児期等の要因によらない脳性麻痺
③　身体障害者手帳１・２級相当の脳性麻痺

イ　令和４年１月１日以降に出生した場合（①ないし③のいずれの要件も充たすことが必要）
①　在胎週数28週以上であること
②　先天性や新生児期等の要因によらない脳性麻痺
③　身体障害者手帳１・２級相当の脳性麻痺

なお、上記ア①の「所定の要件」に関しては、臍帯動脈血のpH値、胎児心拍数モニターのパターンなどがあるが、詳しくは、公益財団法人日本医療機能評価機構のホームページ上で明確に定められているため参照されたい。

２　手続の流れ

手続の大きな流れとしては、補償申請、準備一次金請求、補償分割金請求の段階に分かれる。このうち、補償申請段階において、補償請求者において行うべきとされていることの概要は以下のとおりである。

①　児が脳性麻痺と診断された場合、主治医などに、産科医療補償制度の補償対象となる可能性があるかどうかを相談する。
②　産科医療補償制度の補償対象となる可能性がある場合、児が生まれた分娩機関に連絡し、補償申請書類一式を運営組織より取り寄せるよう依頼をする。
③　補償申請書類（補償認定依頼書類）の取り揃えを開始する。また、児を継続的に診察している医師が専用診断書を書くことのできる医師（診断医）の資格を有しているか確認する（診断医の資格を有していない場合は、資格を有する医師を紹介してもらえるか確認する。）。

④　診断医より専用診断書を受け取ったら、それ以外の補償認定依頼書類も記入・用意し、すべて揃った状態で分娩機関へ提出する（この工程を「補償認定依頼」と言い、満５歳の誕生日までに完了する必要がある。）。

３　原因分析

（１）原因分析とは

産科医療補償制度では、補償認定された事例すべてについて、原因分析委員会の部会（１～７部会）において、原因分析報告書が作成される。

原因分析報告書では、分娩機関から提出された診療録等に記載されている情報および保護者からの情報等に基づき、医学的な観点から原因分析を行うとともに、今後の産科医療の質の向上のために、同じような事例の再発防止策等の提言を行うこととされている。

なお、この原因分析は、医学的な観点で事例を検証・分析するものであり、分娩機関の過失・因果関係の有無を判断するものではないとされ、以下のような、「原因分析の基本的な考え方」が明示されている。

１．原因分析は、責任追及を目的とするのではなく、「なぜ起こったか」などの原因を明らかにするとともに、同じような事例の再発防止を提言するためのものです。
２．原因分析報告書は、児・家族、国民、法律家等から見ても、分かりやすく、かつ信頼できる内容とします。
３．脳性麻痺発症の原因の分析にあたっては、脳性麻痺という結果を知った上で分娩経過中の要因とともに、既往歴や今回の妊娠経過等、分娩以外の要因についても検討します。
４．医学的評価にあたっては、今後の産科医療の更なる向上のために、事象の発生時における情報・状況に基づき、その時点で行う妥当な分娩管理等は何かという観点で、事例を分析します。
５．検討すべき事項は、産科医療の質の向上に資するものであることが求められており、結果を知った上で振り返る事後的検討も行って、脳性麻痺発症の防止に向けて改善につながると考えられる課題が見つかれば、それを提言します。

（2）「原因分析のための保護者の意見」について

原因分析委員会では、報告書を作成する前の段階で、診療記録等の資料をもとに作成した「事例の概要」と「原因分析のための保護者の意見」用紙を児・保護者に送付することになっている。意見や疑問・質問事項のある保護者は、「原因分析のための保護者の意見」用紙に記入して、機構に返信する。原因分析委員会は、保護者から疑問・質問があったときにはできる限り、報告書内で検討したり、報告書とは別途の回答書を作成したりして、回答するという方針である。

４　患者側代理人としての留意点

患者側代理人としては、「事例の概要」の内容に誤りがないか確認するとともに、「原因分析のための保護者の意見」作成の際に、保護者から適切な意見・質問などをすることにより、より質の高い原因分析につながり、保護者の真相究明・再発防止の思いに応えられるよう、サポートすることがある。

また、原因分析報告書は、趣旨は「再発防止」などにあり、責任追及のためではないので、その点は認識をしておく必要がある。もっとも、結果発生の機序などについては、専門的検討結果として有効な資料の一つといえるため、責任追及の可否を検討するに当たっては十分に吟味をする必要がある。

第3　医療事故調査制度

1　制度の内容

医療事故調査制度は、平成26年６月18日に成立した、医療法の改正に盛り込まれた制度である（制度施行は平成27年10月１日）。

医療事故が発生した医療機関において院内調査を行い、その調査報告を民間の第三者機関（医療事故調査・支援センター）が収集・分析することで再発防止につなげるための医療事故に係る調査の仕組みである。

制度の目的は、医療の安全を確保するために医療事故の再発防止を行うことであり、責任追及を目的としたものではない。

2　手続の流れ

手続の流れの概要は以下のとおりである。

医療機関は、医療事故が発生した場合、まずは遺族に説明を行い、医療事故調査・支援センターに報告する。その後、速やかに院内事故調査を行う。医療事故調査を行う際には、医療機関は医療事故調査等支援団体に対し、医療事故調査を行うために必要な支援を求めるものとするとされており、原則として外部の医療の専門家の支援を受けながら調査を行う。院内事故調査の終了後、調査結果を遺族に説明し、医療事故調査・支援センターに報告する。

また、医療機関が「医療事故」として医療事故調査・支援センターに報告した事案について、遺族又は医療機関が医療事故調査・支援センターに調査を依頼した時は、医療事故調査・支援センターが調査を行うことができる。

調査終了後、医療事故調査・支援センターは、調査結果を医療機関と遺族に報告することになる。

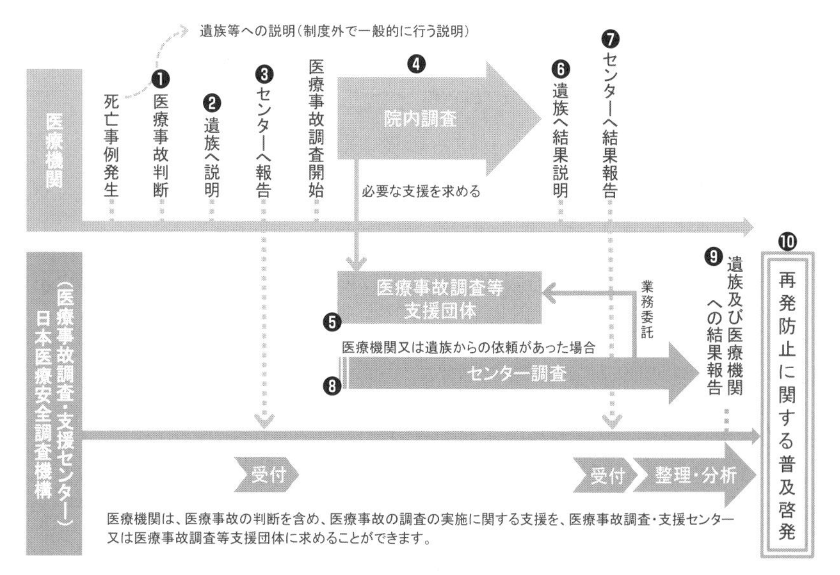

（一般社団法人日本医療安全調査機構（医療事故調査・支援センター）ホームページから抜粋）

3　医療事故調査制度の課題

現在の医療事故調査制度では、報告が必要とされる医療事故は、「当該病院等に勤務する医療従事者が提供した医療に起因し、又は起因すると疑われる死亡又は死産であつて、当該管理者が当該死亡又は死産を予期しなかつたものとして厚生労働省令で定めるもの」と定義され（医療法６条の10）、死亡（死産）事案に限定されている。

また、制度の定める医療事故に該当するかどうかの判断は、もっぱら当該医療機関の管理者の判断に委ねられており（医療法施行規則１条の10の２第１項）、当該医療機関の管理者が行った医療事故該当性についての判断を変更する手続は存在しない。そのため、当該医療機関の管理者が進んで報告しない限り、医療事故調査が実施されることはない。例えば、医療事故調査が実施されるべき事案であるにもかかわらず、ごく僅かな死亡の可能性があったことを理由に、「当該死亡又は死産を予期しなかつた」ものではないと医療機関の管理者が判断して、医療事故調査を実施しないというケースもある。医療事故調査制度の施行前に年間1,300～2,000件と試算されていた報告件数が、実際には当初の試算を大きく下回る年間300件台で推移していることからも、現行の医療事故調査制度が医療事故の原因究明と再発防止を図る上で十分に機能しているとはいえない。

このように、上記の点に限らず、現行の医療事故調査制度は様々な点で改善の余地がある制度である。

4　患者側代理人の留意点

調査が実施された際に作成される医療事故調査報告書は、その趣旨は医療事故の再発防止などにあり、責任追及のためのものではないものの、産科医療補償制度の原因分析同様、結果発生の機序などについては、専門的検討結果として有効な資料の一つといえる。

また何より、医療事故の原因究明とそれによる再発防止を図るためには、医療事故調査が積極的に活用される必要がある。

そのため、患者側代理人としては、制度の改善点や制度趣旨については十分に認識しつつ、医療事故調査が実施されるべき事案においては、当該医療機関に対し医療事故調査をするよう積極的に働きかけ、申し入れる必要がある。そして、当該医療機関が医療事故調査の実施を拒否する場合も、その理由が不合理な場合には、医療事故調査制度の趣旨を改めて説明しつつ、実施拒否の理由が不合理であることを指摘するなどして、当該医療機関に対して医療事故調査の実施を改めて申し入れ続けるという粘り強い姿勢が求められる。

（第Ⅵ章／弁護士　工藤杏平）

第Ⅶ章　これからの展望

1　医療事故対応の理想と現実

医療は、患者の傷病を治療するために行われるものであり、患者としては、医療によって傷病が治癒することを期待する。そのような期待の下、患者は、専門家である医師ら医療従事者を信頼して医療を受ける。

しかし、医療行為も不完全な人間が行うものである。また、人体や傷病についてすべて解明できているわけではなく、人の体も一様ではなく、病気は多種多様で複雑である。そのため、医療を受けて患者に思わぬ悪い結果が生じることもある。

このような医療において、事故が発生してしまったときは、本来、医師ら医療従事者が、原因を究明し、遺族に説明を行い、再発防止に努めなければならない。医療過誤事案では、医療機関が責任を認め、自発的にしかるべき賠償をする姿が望ましい。

この点、医療における死亡事故の原因究明、再発防止は、平成27年10月より施行された医療事故調査制度に期待されていたはずである。しかし、入院中の避け得た死亡有害事象数は年間２万件以上と推計され（平成18年３月「医療事故の全国的発生頻度に関する研究報告書」で示された割合に基づく推計）、医療事故調査制度の施行前に報告件数が年間1,300～2,000件と試算されていたにもかかわらず、制度施行後の報告件数は当初の試算を大きく下回る年間300件台で推移している。かかる事実等に照らすと、現行の医療事故調査制度が原因究明、再発防止に十分に力を発揮しているとはいえない。また、我々執筆者が担当した実際の医療過誤事案においても、上記の望ましい姿には達していない現実がある。

その中で、患者の権利、とりわけ医療事故被害者の権利の確立、被害の救済のために、患者側弁護士が担う役割は未だ大きく、本書を読まれた弁護士においては、本書を参考にして、研鑽と実践を積んでもらいたい。

2　患者側弁護士の心構え―依頼者の思いに応え、医療制度を良くすること―

患者側で医療事件にあたる弁護士に、医療事件特有の留意して欲しい点を改めて述べたい。

弁護士が、患者・遺族の代理人として法的にできることは基本的には損害賠償請求の代理である。しかし、そのような狭い視野に立って、ただ高額の賠償を得ることを追求すればよいという態度ではいけない。期待していた医療、信頼していた医師ら医療従事者から裏切られたという感情を抱いている患者・家族にとって、実際にどのような思いを抱いているのか、その思いに基づき本当に望むものは何か、望みを実現するにはどうすればよいのかについて、依頼者である患者・家族としっかりと意思疎通をはかりながら、その望みの実現を目指すことがまずもって重要である。

また、一つの医療事件で一定の賠償を得て解決を見たとしても、医療を受けることは誰にとっても必要なものであり、通常は、事件後も相手方医療機関における医療は行われるし、同種の医療行為は全国で行われ続ける。同様の医療過誤・医療事故が繰り返されないよう、私たち患者側弁護士は、医療事件への取り組みを通じて、当該病院での医療の改善につなげ、さらにはその地域、全国の医療を良くしていくという心構えで事件に取り組むことが重要である。そのためには、ひとつひとつの医療事件において、調査を通じて事故の原因を究明し、相手方医療機関との交渉・法的手続に関与していく中で、患者がより良い医療を受けられるような医療制度を求め続け、少しずつでも、そのような制度の実現を目指すことが必要である。

3　医療基本法の法制化に向けて

本書籍の執筆は、昭和52年に結成した医療問題弁護団に所属する弁護士が担っている。同弁護団は、患者の権利擁護を中心に据えた医療基本法の法制化を目指す活動に参画している。それは次の経緯を踏まえたものである。

医療問題弁護団では、結成後１年ほどの間に、200件近い相談を受け、これらの事例を分析し、医療事故を起こしているしくみと改善の方向を探り、その成果を『医療に巣くう病根　真に国民のための医療を求めて』にまとめた。そこでは、医療事故の背景として、①医師、医療従事者と患者との人間関係、②保険診療と医療事故、③医師の養成と再教育、④医師、医療従事者の診療環境、労働条件、の４つの観点で問題があることを指摘した。平成29年の医療問題弁護団40周年においては、40年の歳月を経た昨今においても、これらの問題が変わらず存在し、形を変えて別の問題を生み出していることを報告した。報告書は、医療問題弁護団のウェブサイトで公開されているので、参照されたい。（https://www.iryo-bengo.com/documents.php）

また、日本において、90年もの長きにわたり、ハンセン病患者に対する隔離政策のもと、ハンセン病患者は、強制的に療養所に収容され、断種、堕胎を強制されるなどの重大な人権侵害を受けてきた。日本には患者の権利を定めた法律が存在しないところ、ハンセン病患者に対し行われた人権侵害の再発防止のため設置された「ハンセン病問題に関する検証会議の提言に基づく再発防止検討会」は、平成21年３月、「患者の権利擁護を中核とした医療基本法」の法制化を提言した。そして、平成21年６月、「安心社会実現会議」が、患者の自己決定権、最善の医療を受ける権利を規定する基本法の制定を、２年を目途に推進すべきであるとの最終報告書を総理大臣に提出した。

その後、患者の権利法をつくる会等が、患者の権利擁護を中心に据えた医療基本法の法制化をめざす活動を行ってきた。医療問題弁護団もこの活動に参画しているが、その理由は、患者の権利の確立が必要であることはいうまでもないが、『医療に巣くう病根』で指摘した問題の解決のためには医療基本法が必要であると考えるからである。

このような活動の甲斐あって、平成31年２月には、超党派の国会議員で組織される「医療基本法の制定にむけた議員連盟」が設立された。

しかし、本書籍の出版時点でも、医療基本法は法制化されておらず、これからも、その法制化に向けた活動を続ける必要がある。

医療基本法制定の必要性を感じられた読者においては、医療基本法制定に向けた動きにも関心をもっていただき、制定に向けた活動に参画されることを期待する。

（第Ⅶ章／弁護士　花垣存彦）

事　項　索　引

判 例 索 引

最高裁判所（大審院を含む）

高等裁判所

地方裁判所

＜監修者紹介＞（五十音順）

石　川　順　子（いしかわ・じゅんこ）
東京あさひ法律事務所
東京弁護士会所属

大　森　夏　織（おおもり・かおり）
東京南部法律事務所
東京弁護士会所属

三　枝　恵　真（さいぐさ・えま）
三枝法律事務所
東京弁護士会所属

松　井　菜　採（まつい・なつみ）
すずかけ法律事務所
東京弁護士会所属

五十嵐　裕　美（いがらし・ひろみ）
西荻法律事務所
東京弁護士会所属

木　下　正一郎（きのした・しょういちろう）
きのした法律事務所
東京弁護士会所属

末　吉　宜　子（すえよし・たかこ）
末吉法律事務所
東京弁護士会所属

＜著者紹介＞（五十音順）

青　野　博　晃（あおの・ひろあき）
桜橘法律事務所
東京弁護士会所属

川　見　未　華（かわみ・みはる）
樫の木総合法律事務所
東京弁護士会所属

後　藤　真紀子（ごとう・まきこ）
東池袋法律事務所
東京弁護士会所属

田　畑　俊　治（たばた・しゅんじ）
はやと法律事務所
第一東京弁護士会所属

花　垣　存　彦（はながき・ありひこ）
東京共同法律事務所
第二東京弁護士会所属

藤　田　陽　子（ふじた・ようこ）
東京あさひ法律事務所
東京弁護士会所属

鹿　島　裕　輔（かしま・ゆうすけ）
東京東部法律事務所
東京弁護士会所属

工　藤　杏　平（くどう・きょうへい）
東京グリーン法律事務所
第一東京弁護士会所属

鈴　木　麗　加（すずき・れいか）
国立あさひ法律事務所
東京弁護士会所属

野　尻　昌　宏（のじり・まさひろ）
松山・野尻法律事務所
第一東京弁護士会所属

晴　柀　雄　太（はれまき・ゆうた）
晴柀法律事務所
東京弁護士会所属

牧　山　秀　登（まきやま・ひでと）
隼総合法律事務所
第一東京弁護士会所属

医療問題弁護団

1977年９月設立

（主な活動）

医療問題弁護団は、医療事故に関する法律相談、医療被害者に対する法的救済活動、事例検討や基本的医学知識の習得などを目的とする研究活動、被害救済・再発防止に向けての意見表明、政策提言及びその推進等を中心に活動している。その他、各地で患者のために活動している弁護団や研究会との経験交流や研究報告、患者の権利確立をめざす市民団体との交流や協力を通して、医療被害救済や事故防止を実現するための働きかけなど、様々な活動に取り組んでいる。

（団員数）

220名（2023年12月現在）

（主な書籍）

「医療に巣くう病根　真に国民のための医療を求めて」（1979年）
「医療事故と患者の権利」（1988年）
「医療と人権」（法と民主主義特集）（1989年）
「まんが医療過誤　するな泣き寝入り！」（1997年）
「医療事故の法律相談＜全訂版＞」（2009年）
「大切な人の死に遭遇して」（まんが医療事故調査）（2022年）

「医療事故」実務入門—患者側弁護士の視点から—

2024年２月　第１刷発行

編　　医療問題弁護団
発行人　松　本　英　司
発行所　一般財団法人　司　法　協　会
〒104-0045　東京都中央区築地1-4-5
第37興和ビル７階
出版事業部
電話　(03)5148-6529
FAX　(03)5148-6531
http://www.jaj.or.jp

落丁・乱丁はお取り替えいたします。　印刷製本／大日本法令印刷（171）
ISBN978-4-906929-98-6　C3032　￥2600E　Printed in Japan